小儿健脾养胃食疗方

主编

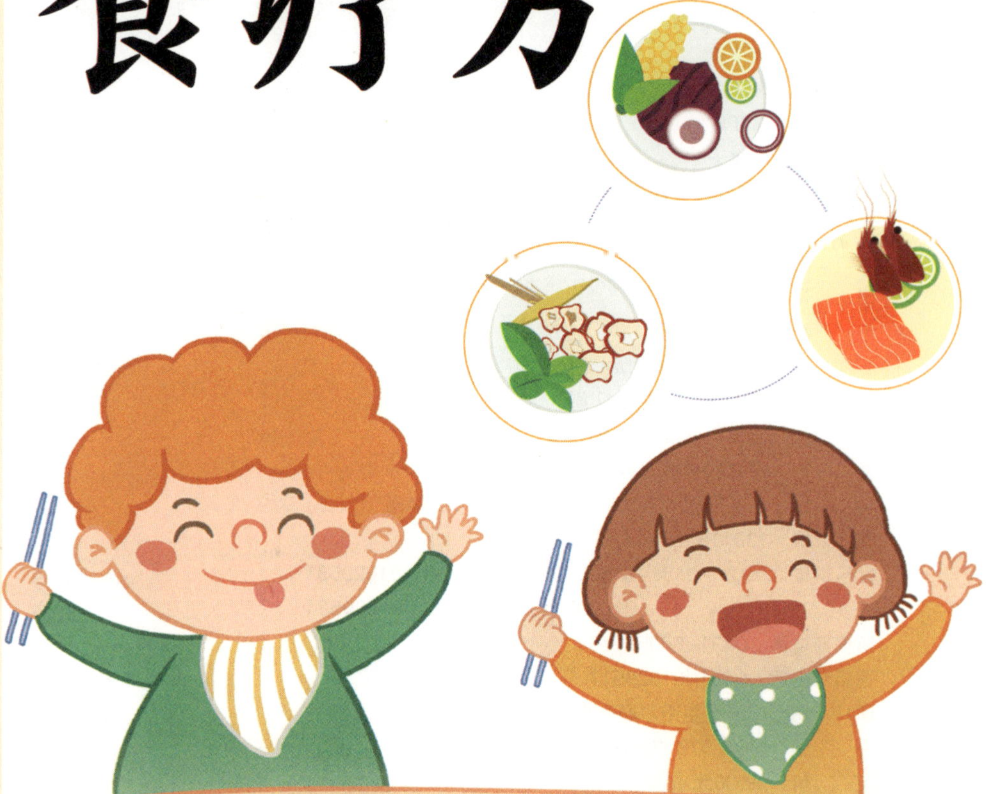

吉林科学技术出版社

图书在版编目（C I P）数据

小儿健脾养胃食疗方 / 赵敏杰主编. -- 长春 : 吉林科学技术出版社, 2025. 6. -- ISBN 978-7-5744-2413-5

Ⅰ. R247.1; TS972.162

中国国家版本馆CIP数据核字第2025BQ6026号

小儿健脾养胃食疗方

XIAOER JIANPI YANGWEI SHILIAO FANG

主　　编　赵敏杰
出 版 人　宛　霞
策划编辑　李思言　袁　芳
全案策划　吕玉萍
责任编辑　董萍萍
封面设计　李东杰
内文版式　郭红玲
特约编辑　余襄子
幅面尺寸　160 mm × 230 mm
开　　本　16
字　　数　120千字
印　　张　9
印　　数　1～20 000册
版　　次　2025年6月第1版
印　　次　2025年6月第1次印刷
出　　版　吉林科学技术出版社
发　　行　吉林科学技术出版社
地　　址　长春市福祉大路5788号龙腾国际大厦A座
邮　　编　130118
发行部电话/传真　0431-81629398　81629530　81629531
81629532　81629533　81629534
储运部电话　0431-86059116
编辑部电话　0431-81629517
印　　刷　三河市南阳印刷有限公司
书　　号　ISBN 978-7-5744-2413-5
定　　价　59.00元

前言

随着现代社会的快速发展，人们的生活节奏日益加快，儿童健康问题越来越受到广泛关注。在中医理论中，脾为后天之本，是人体气血生化之源，而胃则是五脏六腑之海，是营养摄入的主要通道。因此，健脾养胃对于儿童的健康成长至关重要。《黄帝内经》有云："脾胃者，仓廪之官，五味出焉。"意味着脾胃的健康直接关系到孩子的生长发育和免疫力提升。

在中国传统文化中，二十四节气是古人根据太阳在黄道上的位置划分的时间节点，反映了季节变化和农事活动，同时也蕴含着丰富的养生智慧。每个节气都有其独特的气候特点和自然规律，而人体作为自然界的一部分，其生理活动也会随之变化。因此，根据二十四节气调整饮食，进行健脾养胃的食疗，是促进儿童健康成长的有效途径。

本书《小儿健脾养胃食疗方》旨在为家长们提供一份详尽的节气饮食养生指南，帮助孩子们在不同节气中通过合理的饮食调理，达到健脾养胃的目的。书中不仅详细介绍了每个节气的气候特点和补养原则，还包括很多日常起居中需要注意的事项，让家长们能够根据孩子的实际情况，选择合适的食材和烹饪方法，为孩子的健康成长保驾护航。

有一点需要注意，健脾养胃，不要只是盯着脾胃。因为在中医理论中，人体是相互关联的有机整体，各脏腑之间是相辅相成的，因此在一些特定的季节注重保养一些脏腑对脾胃也有好的作用，比如春季注重养肝、夏季注重养心、秋季注重养肺、冬季注重养肾，都能在很大程度上保证脾胃功能的健康与运转。

人们常说，中医治本，说的也正是这个道理。若头痛医头，脚痛医脚，想要健脾养胃就只关注脾胃，可能在短期内会有效果，但并不能有效去除疾病。因此，健脾养胃不能只是盯着脾和胃，而是从中医的理论系统中，挖掘出其内在的联系，如此才能得到事半功倍的效果。对于饮食，也是如此。在本书中，我们不仅有食疗方，还有生活中的注意事项以及常见误区。

如果追求局部的健康而忽略了整体的健康，实际上并不是本书编写的初衷，也并不是每一位家长所希望看到的结果。

在编写本书的过程中，我们力求内容的科学性、实用性和可操作性，希望能够帮助家长们更好地理解二十四节气与儿童健脾养胃之间的关系，掌握正确的饮食调理方法。书中的食疗方案和药膳方均经过精心挑选和设计，既考虑了营养均衡，又兼顾了口感和孩子的喜好，旨在让孩子们在享受美食的同时，也能够获得健康的身体。

我们相信，通过阅读本书，家长们能够更加深入地了解二十四节气的饮食养生知识，掌握更多的健脾养胃食疗方，为孩子们的健康成长提供坚实的保障。

让我们一起努力，为孩子们的明天打下坚实的基础，让他们在健康快乐的环境中茁壮成长。

目　录

第一章　春季篇

第二章　夏季篇

第三章 秋季篇

第四章 冬季篇

第一章 春季篇

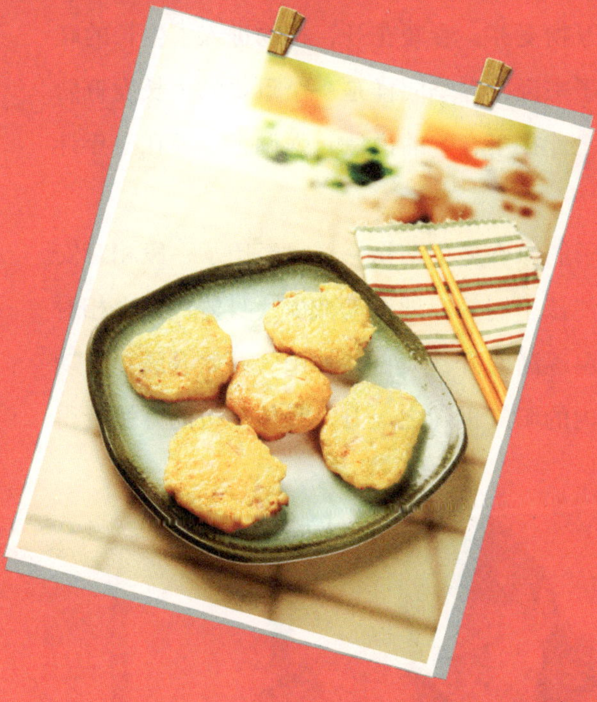

立春　脾胃其实更脆弱

立春作为一年二十四节气的开端，标志着新的循环和希望的开始。在这个时节，自然界万物复苏，春暖花开，植物进入了生长的旺季，对于正在成长中的孩子来说，春季同样是一个重要的生长发育阶段。因此，民间有“一年之计在于春”的说法，强调了春天在全年计划中的基础性作用。

经过寒冷的冬季，孩子们像许多小动物一样，经历了一段相对安静的生长期。冬天的寒冷使孩子们的室外活动减少，身体代谢也相对较慢。到了春天，随着气温逐渐回升，大自然的阳气开始升腾，带动了万物的生机勃发，人体内的阳气也随之上升，身体的机能开始变得活跃。

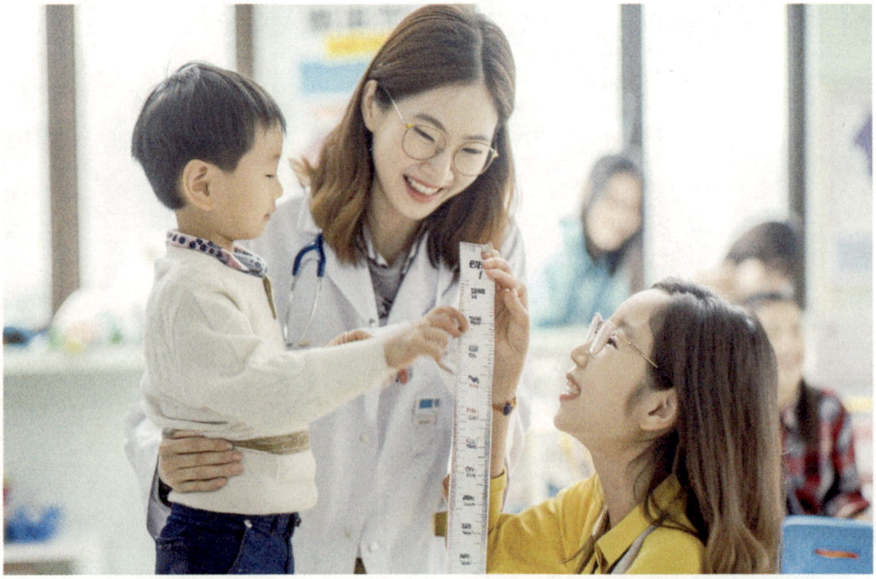

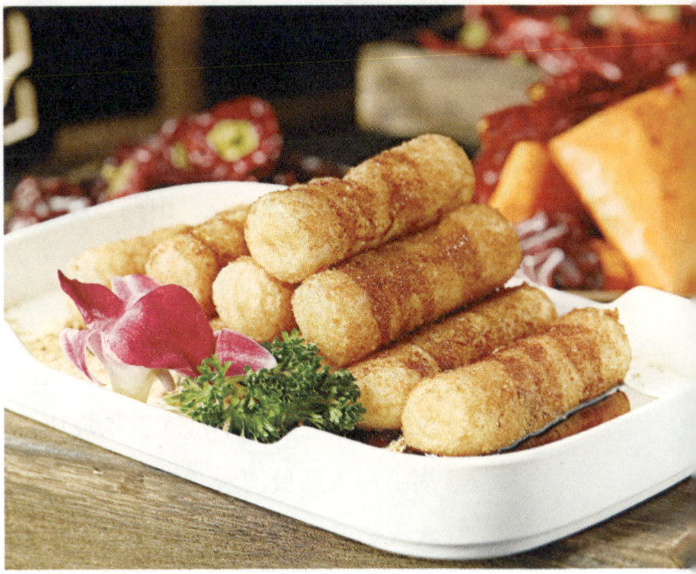

在这个季节里，孩子们的消化系统逐渐从冬季的低迷状态中苏醒过来，胃肠功能得到加强，血液循环也更加顺畅。医学研究表明，春季是人体生长激素分泌最为旺盛的时期。这种生理上的变化，为孩子们的身高增长提供了科学依据和绝佳的内部条件。

然而，需要注意的是，这个时期，无论是孩子还是成人，其脾胃更脆弱。药王孙思邈曾言："春日宜省酸，增甘，以养脾气。"随着立春的脚步悄然而至，万物复苏，生机盎然。在这个季节里，我们的身体也需要进行相应地调整。根据孙思邈的建议，我们应该减少酸性食物的摄入，而适当增加一些甜食。这样做的目的何在呢？原来，春天是肝脏活动最为旺盛的时候，过多的酸性食物会刺激肝脏，使其功能过于亢进，从而影响到脾胃的正常运作。通过减少酸性食物的摄入，可以有效减轻胃部的消化负担，让脾胃得到更好的休息和恢复。

适量的甜食能够起到补脾的效果。在中医理论中，脾为后天之本，主运化水谷精微，是人体气血生化之源。因此，保护好脾胃，就等于为身体健康打下了坚实的基础。甜食中的天然糖分易于人体消化吸收，能够迅速补充体力，提振精神，对于缓解春困、增强体力有着不可忽视的作用。

健脾养胃食疗方

山药玉米排骨汤

【原料】排骨 500 克，山药 200 克，玉米 1 根，姜片、胡萝卜、盐、清水各适量

【做法】

1. 排骨洗净，放入沸水中焯水去血沫，捞出备用。
2. 山药去皮、胡萝卜洗净，切成块；玉米切段备用。
3. 锅中加入适量清水，放入排骨、山药、胡萝卜、玉米和姜片。
4. 大火烧开后转小火慢炖 1.5 ~ 2 小时。
5. 炖至排骨熟烂，山药软糯，加盐调味即可。

功效

山药玉米排骨汤是一款营养丰富的汤品，具有补气养血、健脾胃、益肾强骨的功效。山药含有多种维生素和矿物质，能增强人体免疫力；玉米富含膳食纤维，有助于促进肠道蠕动；排骨则提供高质量的蛋白质和必需的微量元素。

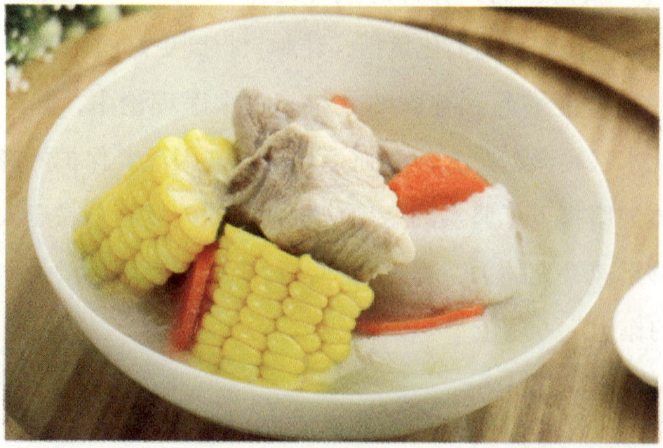

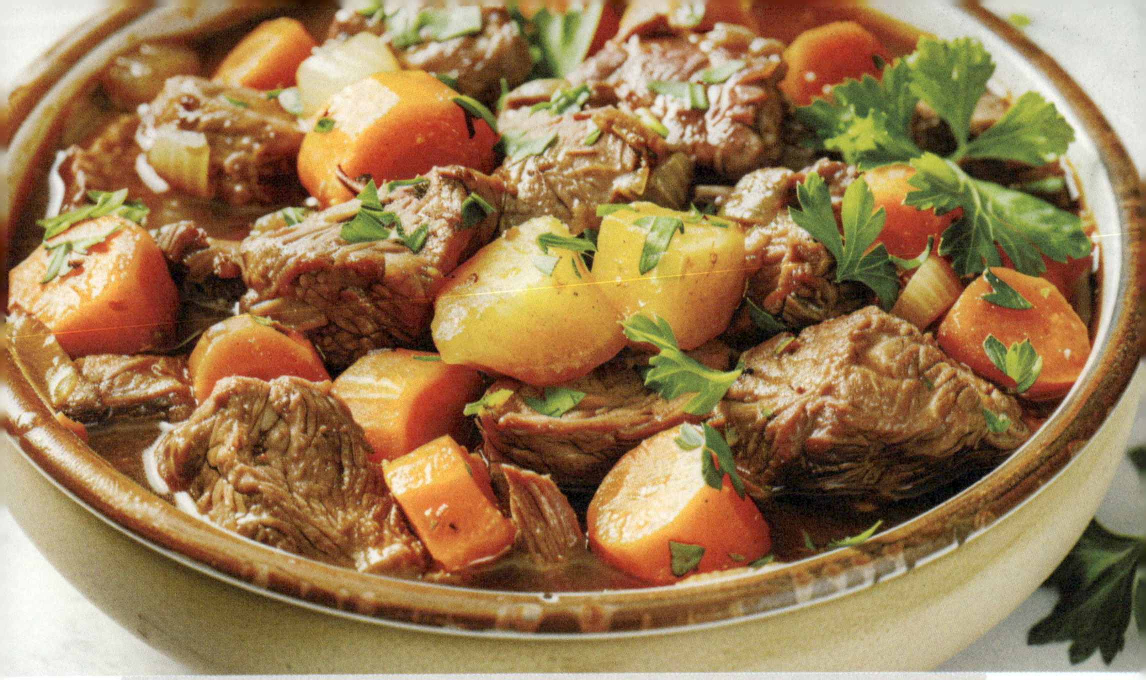

胡萝卜炖牛肉

【原料】牛肉 500 克，胡萝卜 300 克，香菜、姜片、清水、盐各适量

【做法】

1. 牛肉洗净切块，放入沸水中焯水去血沫，捞出备用。
2. 胡萝卜去皮，切成滚刀块。
3. 锅中加入适量清水，放入牛肉、姜片和料酒，大火烧开后转小火慢炖 1.5 ~ 2 小时。
4. 加入胡萝卜块，继续炖煮至牛肉和胡萝卜软烂。
5. 根据个人口味加盐、香菜调味即可。

功效

胡萝卜炖牛肉是一款营养丰富的汤品，具有补气养血、健脾胃、益肾强骨的功效。牛肉富含高质量的蛋白质和必需的微量元素，有助于增强体力和提高免疫力；胡萝卜含有丰富的 β – 胡萝卜素和膳食纤维，有助于促进肠道蠕动和保护视力。

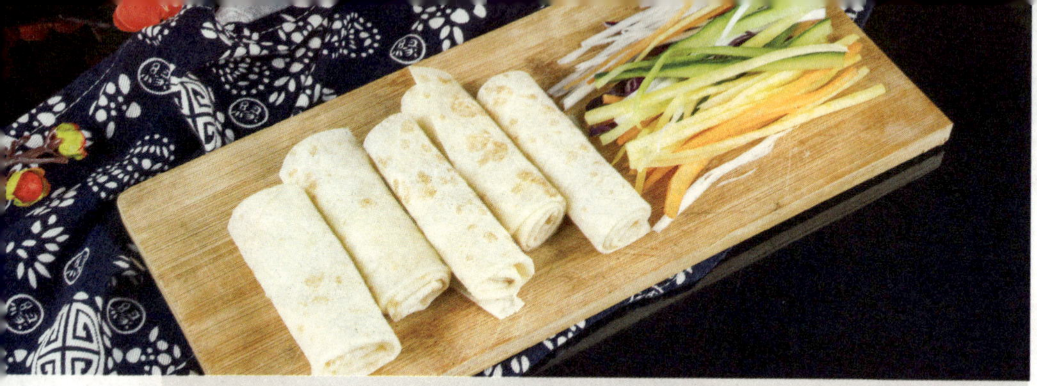

春饼

【原料】面粉 500 克、水适量（大约 250 毫升）、盐适量

【做法】

1. 和面：将面粉放入一个大碗中，加入少许盐，慢慢倒入水，一边倒一边用筷子搅拌，直到面粉形成絮状。然后用手揉成光滑的面团，盖上湿布或保鲜膜静置 30 分钟。

2. 分剂：将醒好的面团分成大小均匀的小剂子，每个小剂子约 30 克。

3. 擀皮：取一个小剂子，用擀面杖擀成薄饼状，尽量擀得薄一些。

4. 烙饼：平底锅预热后，不放油，直接将擀好的薄饼放入锅中，小火烙至一面微黄后翻面，另一面也烙至微黄即可出锅。

5. 蒸制（可选）：为了让春饼更加柔软，可以将烙好的春饼放在蒸笼里蒸几分钟。

6. 卷食：春饼可以搭配各种菜品一起卷食，常见的有京酱肉丝、炒豆芽、炒韭菜等。

功效

提供能量，春饼主要由面粉制成，富含碳水化合物，是人体主要的能量来源之一。促进消化，春饼中的膳食纤维有助于促进肠道蠕动，改善消化功能。补充营养，搭配不同的蔬菜和肉类食用，可以补充多种维生素和矿物质，提高身体免疫力。

雨水　祛湿养胃是关键

雨水是二十四节气中的第二个节气，标志着春天的到来。当太阳到达黄经 330 度时，便是雨水节气。此时，气温回升，冰雪融化，降水增多，故名雨水。雨水节气前后，万物开始萌动，这意味着春天就要到了。

春天是阳气升发的季节，儿童木气最旺，阳根最易动摇。此时，早晚温差大，很容易感受风寒证。因此，秋冬养阴、春夏养阳，春季养阳以升发为主。

在雨水节气期间，随着天气逐渐转暖，湿气也开始加重。因此，祛湿养胃成为这个时节养生的关键。为了有效应对湿气过重带来的不适，家长可以从以下几个方面着手。

首先，多吃一些具有健脾利湿作用的食物非常重要。这些食物不

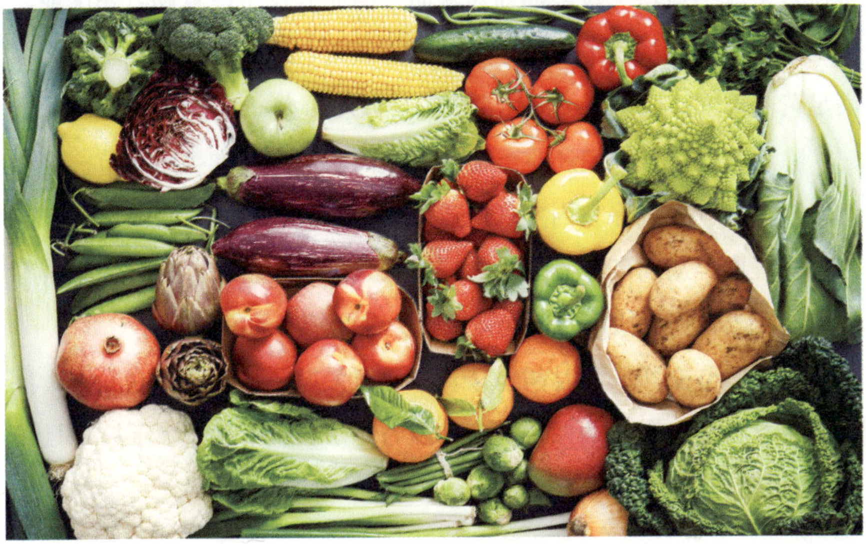

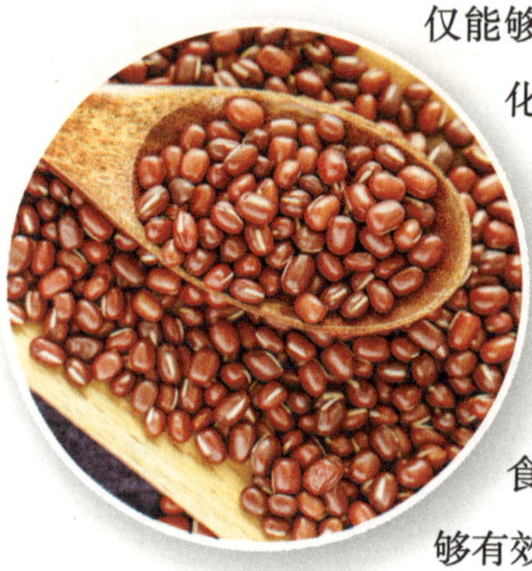

仅能够帮助身体排出多余的水分，还能促进消化系统的健康运作。例如，薏米、红豆和冬瓜等都是非常好的选择。它们富含纤维和其他营养成分，有助于改善肠胃功能，并帮助身体更好地处理多余的湿气。此外，还可以尝试一些其他的利湿食材，如绿豆、黄瓜等，这些食物同样能够有效地帮助身体排出湿气。

其次，适当增加一些温热性质的食物摄入也是必要的。这类食物有助于提升体内阳气，对抗外界阴冷潮湿环境对人体的影响。生姜是一个很好的选择，它不仅可以驱寒暖身，还具有很好的消炎杀菌作用。另外，大枣也是一种非常适合在这个季节食用的食物，它富含维生素 C 和其他矿物质，能够增强免疫力，提高身体的抵抗力。

最后，减少高脂肪及过于寒凉的食物摄入量也是非常重要的。这类食物往往会加重脾胃的负担，影响其正常功能的发挥。因此，在日常饮食中应尽量避免过多的油炸食品、甜品以及生冷食物。相反地，可以选择一些清淡易消化的菜肴，比如蒸鱼、炖汤等，这些不仅能够满足营养需求，还不会给消化系统带来额外压力。

除此之外，家长们还应当密切关注孩子们的日常生活细节，比如经常开窗换气，确保室内空气流通，使用除湿机或者放置吸湿盒来控制室内湿度，从而创造一个更加舒适宜人的居住环境。这样的举措不仅有助于改善空气质量，还能有效减少潮湿带来的不适感。

随着季节变换，及时调整穿着同样至关重要。尤其是在春天，特别要注意腿部和脚部的保暖措施，因为“寒从脚下生”，下肢一旦受凉很容易引发全身性的不适症状。

健脾养胃食疗方

小米粥

【原料】小米 100 克、水适量（大约 1000 毫升）、盐适量

【做法】

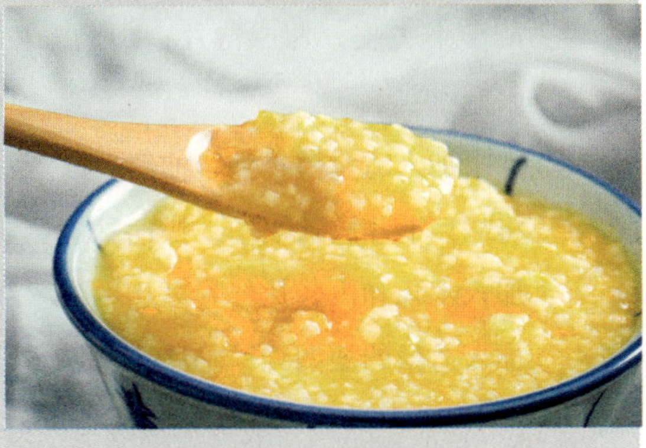

1 将小米洗净后，用清水浸泡 30 分钟至 1 小时，这样可以使小米更容易煮熟。

2 将浸泡好的小米放入锅中，加入适量的水（水量一般是小米的 8 ~ 10 倍）。大火煮沸后转小火慢煮，其间需不时搅拌防止粘锅。

3 煮至小米开花，粥变得浓稠时，用勺子不断搅拌，以防粘锅。

4 根据个人口味，可以加入少许盐调味。

5 煮至小米完全熟透，粥变得非常浓稠即可关火，盖上锅盖焖 5 分钟，让粥更加香浓。

功效

补中益气，小米含有丰富的碳水化合物和蛋白质，能够提供人体所需的能量。健脾养胃，小米性温味甘，具有健脾养胃的功效，适合脾胃虚弱的人群食用。利尿消肿，小米具有利尿作用，可以帮助排出体内多余的水分，减轻水肿。

木耳胡萝卜炒山药

【原料】干木耳适量（泡发后食用），胡萝卜1根（中等大小），山药1根（中等大小），彩椒、蒜末、植物油、盐各适量

【做法】

1. 将干木耳提前用温水泡发，泡发后洗净，撕成小朵备用。
2. 胡萝卜去皮，切成薄片；山药去皮，切成薄片，放入水中浸泡，防止氧化变黑。
3. 锅中加入适量植物油，油热后放入蒜末爆香。
4. 将胡萝卜片放入锅中，快速翻炒至变软。
5. 加入木耳和山药片、彩椒片，继续翻炒均匀。
6. 加入适量的盐调味，翻炒均匀后即可出锅。

功效

木耳胡萝卜炒山药是一款营养丰富的家常菜。山药具有补脾养胃、生津益肺的功效。胡萝卜含有丰富的β-胡萝卜素和膳食纤维，有助于促进肠道蠕动和保护视力。木耳则富含膳食纤维和多种微量元素，有助于促进消化和提高免疫力。

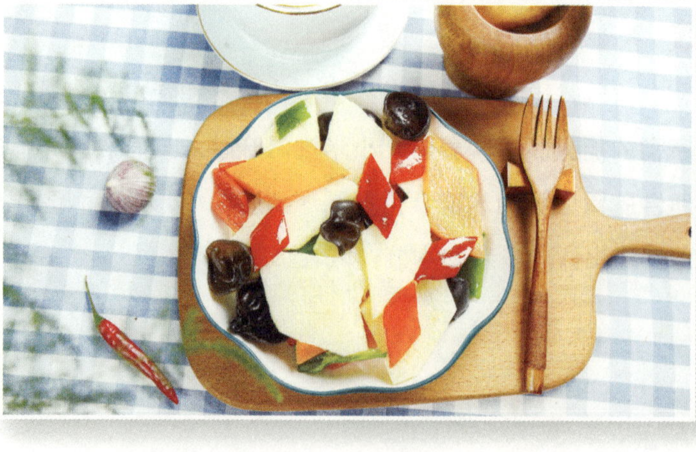

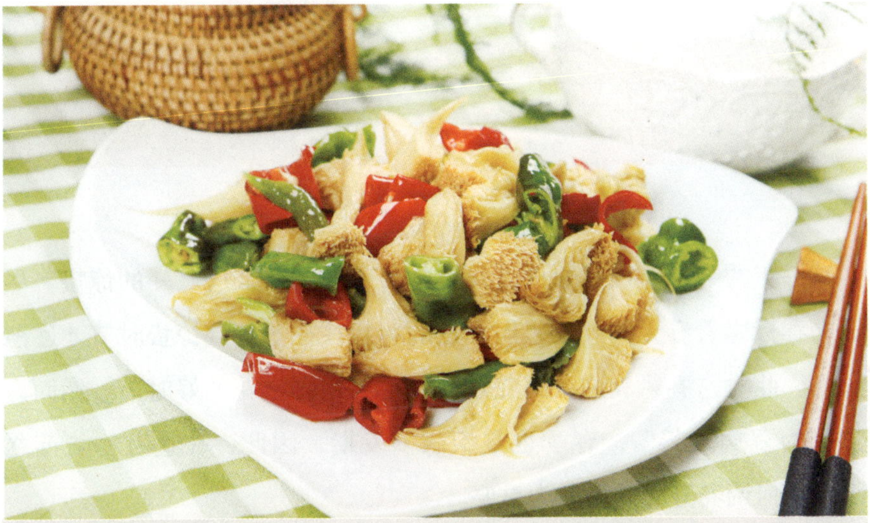

素炒猴头菇

【原料】猴头菇 200 克，青红椒 50 克，蒜末、生姜、盐适量

【做法】

1. 猴头菇提前用温水泡发，挤干水分后切成片。
2. 青红椒洗净切片。
3. 锅中加入适量食用油，烧热后加入蒜末和生姜爆香。
4. 加入猴头菇、青红椒快速翻炒，根据个人口味加适量盐调味即可。

功效

猴头菇富含多种维生素和矿物质，具有增强免疫力、抗疲劳的功效；青红椒富含维生素 C，有助于抗氧化和提高免疫力。此菜清淡可口，适合日常食用。

惊蛰 养好肝才能健脾

每年的3月5日至6日，我们迎来了二十四节气之一的惊蛰。尽管立春标志着春天的开始，但真正的春意往往要等到惊蛰时节才逐渐显现。此时，春风和煦，山花烂漫，正是踏青赏花的好时节。然而，“风为百病之长”，春季也是疾病多发期，因此，在这万物复苏之际，如何调养身心显得尤为重要。

在中医理论中，肝脏与脾脏之间的关系尤为密切，它们共同维持着人体的正常生理功能。因此，在这个时节，通过养肝可以更有效地健脾养胃。

惊蛰作为第三个节气，当太阳到达黄经345度时，自然界呈现出一派生机勃勃的景象：冬眠中的动物被雷声唤醒，草木也开始抽芽生

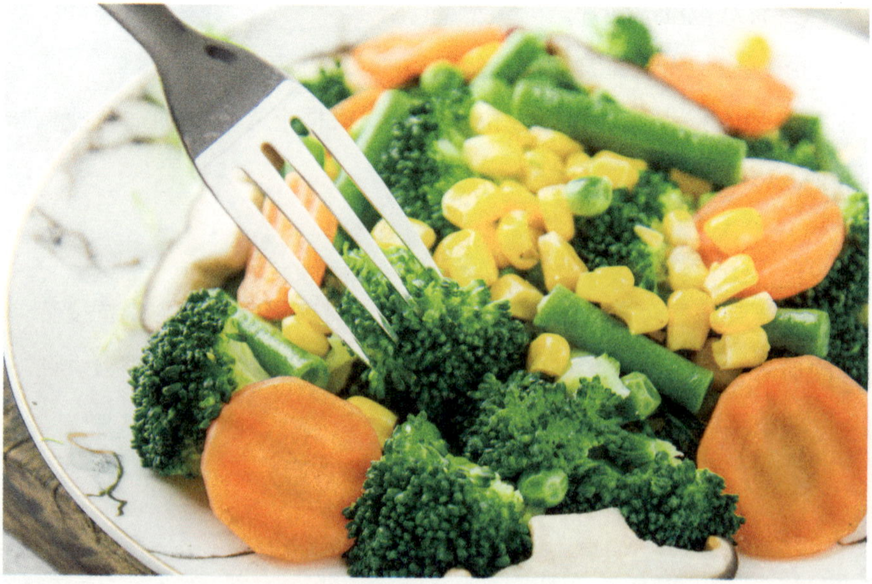

长；人体阳气亦随之上升，情绪容易变得急躁不安。从中医角度来看，这种现象反映了体内虚火旺盛、心神不宁的状态。为了保持身心健康，在饮食上宜以清淡为主，并适当增加户外活动以促进气血流通，从而达到平衡阴阳的目的。

在饮食方面，应多食用新鲜蔬菜、水果等富含纤维的食物，如菠菜、芹菜、苹果等，这些食物有助于清热解毒、润肠通便。同时，可以适量食用一些具有养肝护肝作用的食物，如枸杞、核桃等，以增强肝脏功能。

每逢春三月，肝气最为旺盛，孩子的情绪容易波动。因此，家长要特别注意孩子的心理健康，多鼓励孩子，让他们保持乐观的心态；让孩子多接触大自然，与朋友和同学多交流，有助于缓解压力，调节情绪。发现孩子情绪低落或烦躁时，家长要及时关注并帮助调整，避免因情绪问题影响身体健康。

为了预防肝气过旺，家长可以带孩子进行适量的运动，如散步、跑步、打球等，通过出汗来释放体内的虚火。

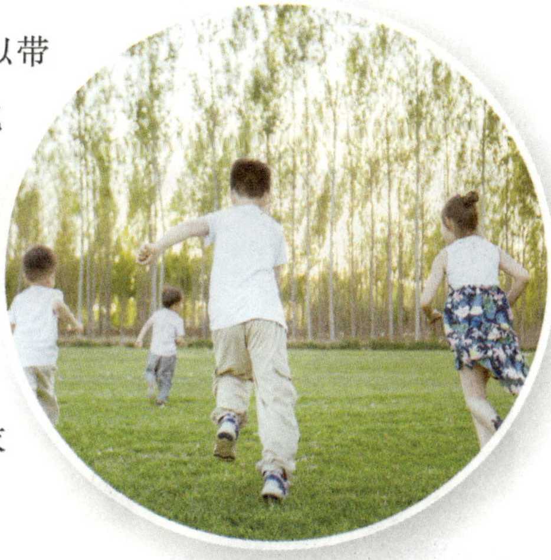

此外，春季气温逐渐升高，但早晚温差较大，容易引发感冒等疾病。因此，要注意及时增减衣物，保持室内外温度适中。

健脾养胃食疗方

山药粥

【原料】山药 100 克、粳米 50 克、红枣 5 颗

【做法】

1. 将山药去皮，切成小片备用。
2. 粳米淘洗干净，放入锅中加适量水，大火煮沸后转小火慢煮。
3. 当粳米煮至半熟时，加入山药片和红枣继续煮。
4. 粥快熟时，关火即可。

功效

山药具有补脾养胃、益肺生津的功效，适合脾胃虚弱、食欲不振的人群食用。红枣能补中益气、养血安神，与山药搭配食用，效果更佳。

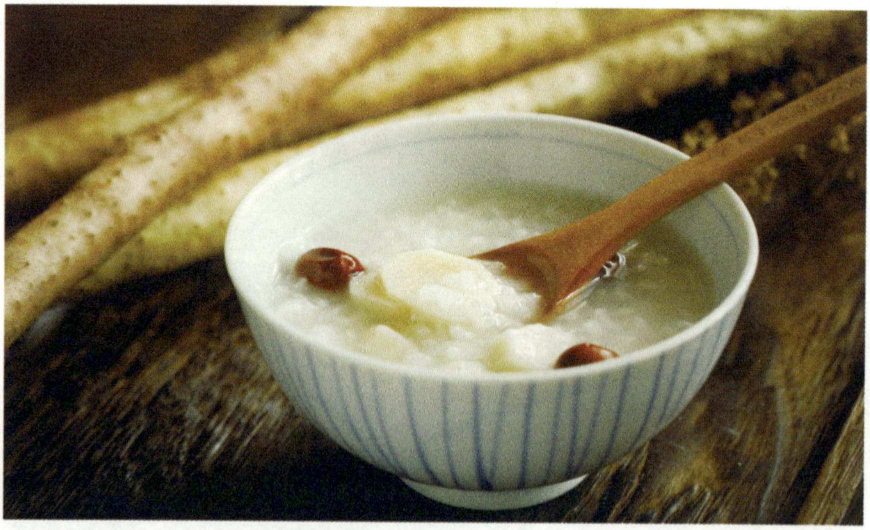

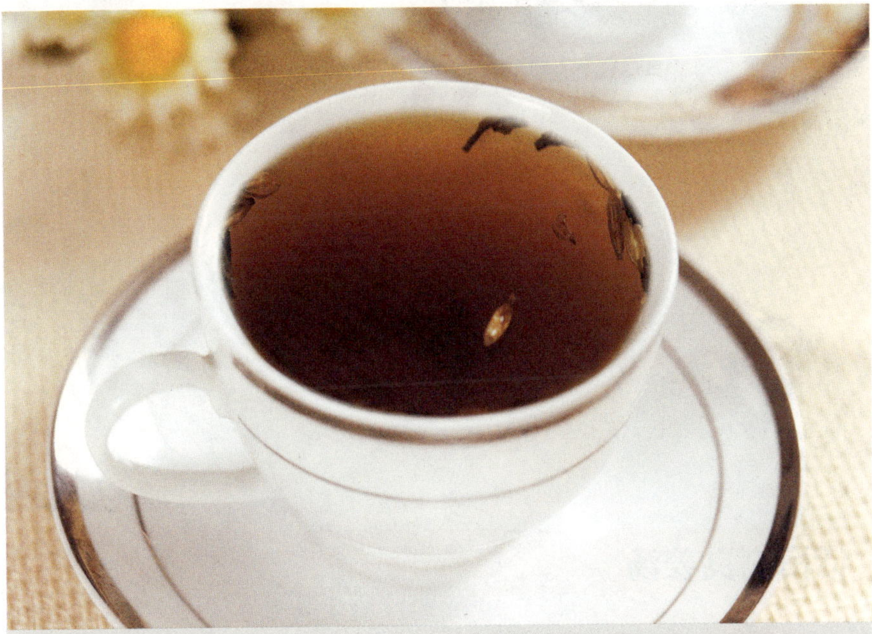

麦芽山楂饮

【原料】炒麦芽 10 克、炒山楂 10 克、红糖适量

【做法】

1. 将炒麦芽、炒山楂放入锅中，加 1 碗水。
2. 煮 15 分钟后，加入红糖，再稍煮片刻。
3. 滤去渣，取汁饮用。

功效

炒麦芽善消食，除积滞。山楂解肉食油腻，行积滞。二药合用，既消食又开胃，且味道酸甜，儿童乐于饮用。

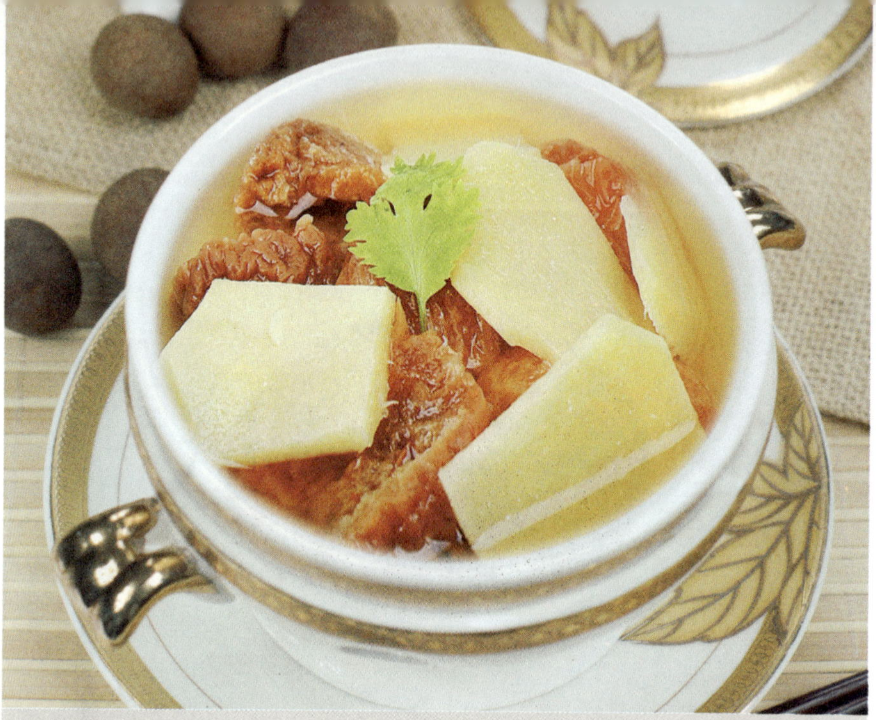

话梅高良姜汤

【原料】高良姜 6 克、话梅 50 克、冰糖 8 克

【做法】

1. 将话梅洗净切成两半；高良姜洗净后，去皮切片。
2. 净锅上火，倒入清水，下入话梅、姜片稍煮。
3. 加入冰糖煮 25 分钟即成（冰糖的量可按个人喜好增减）。

功效

高良姜有温脾胃、祛风寒、行气止痛的作用。话梅可健胃、敛肺、温脾、止血、涌痰、消肿解毒、生津止渴。此汤具有健胃温脾、生津止渴的功效。

春分　养阳、疏肝、调好阴阳才能健脾养胃

每年的 3 月 20 日或 21 日，是春分节气。《春秋繁露》中记载：“春分者，阴阳相半也，故昼夜均而寒暑平。”这意味着在春分这一天，太阳光直射赤道，全球大部分地区昼夜时间相等，寒暑均衡。因此，这一天被认为是太阳最公正的一天，象征着阴阳平衡的和谐状态。

春分时节有一个有趣的传统习俗——竖蛋。据说，由于春分当天地球地轴呈 66.5 度倾斜，与地球绕太阳公转的轨道平面处于一种力的相对平衡状态，使得鸡蛋更容易稳稳地立起来。家长们可以借此机会，与孩子们一起在家中尝试这个有趣的实验，不仅能增进亲子关系，还能让孩子了解传统文化和科学知识。

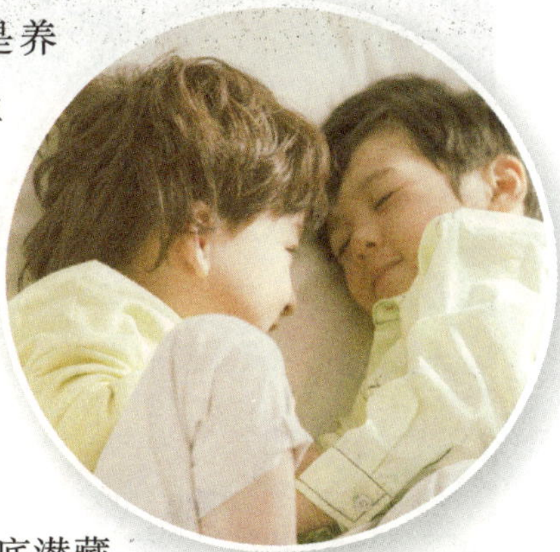

在春分时节，人体的养生要点是养阳、疏肝、调阴阳。只有做到这些，脾胃功能才能被唤醒，才能更好地吸收营养，为身体提供充足的能量和活力。春季是万物复苏的季节，人体的阳气也开始升发。此时应注意保持充足的睡眠，早睡早起，避免熬夜。

春分时节，随着天气逐渐转暖，地底潜藏的热气开始向上升发，人的阳气也随之升发。此时，“阳化气，阴成

形”的作用同时加强，人体的新陈代谢加快，身体的各项功能也逐渐活跃起来。如果阳气升发不畅，人体就会出现困倦乏力、易感冒或起湿疹等症状。因此，我们一定要在此时将阳气升发起来。

不知道大家有没有这样的感觉，当天气暖和了，就想出去动一动。这是因为运动可以促进气血流通，增强身体的免疫力，从而帮助阳气升发。所以，家长一定要带孩子多进行户外活动，如跳绳、打球、跑步等，让孩子在阳光下尽情玩耍，感受春天的气息。这样不仅能增进亲子关系，还能让孩子在快乐中健康成长。

春分时节，家长们可能会发现孩子的眼睛干涩或者情绪不稳定，这些都是由于春季木气升发导致。为了疏肝解郁，我们需要顺应木的条达之性，调整生活习惯。

在饮食上，我们要避免吃寒凉的东西。虽然天气暖和了，人们容易想吃些冷食来解暑，但这时候还是要克制一下。因为寒凉的食物会阻碍阳气的升发，影响肝脏的功能，从而间接导致脾胃功能受损。所以，饮食应以温热为主。

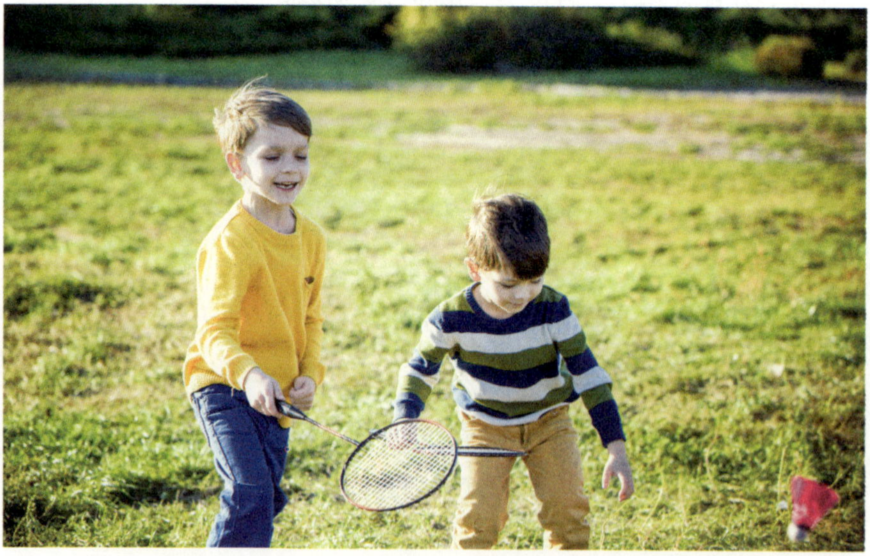

健脾养胃食疗方

莲子炒藕尖

【原料】新鲜莲藕尖250克，莲子50克，红椒1个，蒜末、生姜、盐、生抽、白糖、鸡精各适量

【做法】

1 将莲藕尖洗净，去皮后切成薄片；莲子提前泡发好，去掉芯；红椒去籽、切丝备用。

2 锅中加入适量水烧开，放入莲藕片焯水1～2分钟捞出沥干水分。

3 热锅冷油，下入蒜末和生姜爆香，加入莲子翻炒均匀。

4 加入莲藕片和红椒丝继续翻炒至断生。

5 根据个人口味加入适量的盐、生抽、白糖和鸡精调味，快速翻炒均匀即可出锅。

功效

莲藕含有丰富的膳食纤维和维生素C，有助于促进消化和增强免疫力；莲子则能补脾止泻、养心安神，有提高睡眠质量等作用。

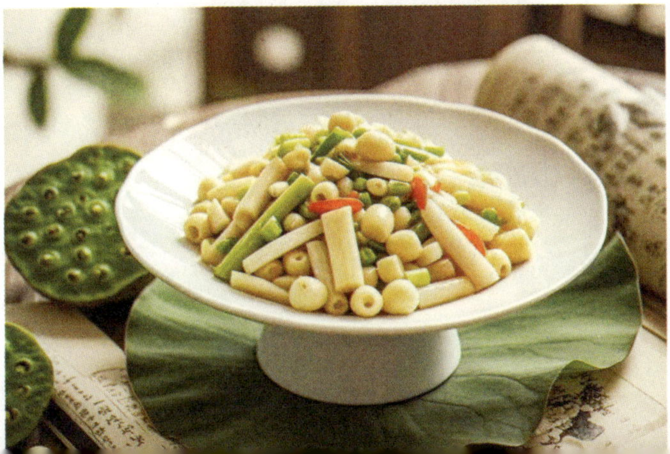

椰香酸辣汤

【原料】金针菇100克，西红柿90克，洋葱45克，柠檬30克，胡萝卜50克，口蘑60克，椰奶、白醋、辣椒粉、盐、鸡粉各适量

【做法】

1. 洗净的金针菇切去老茎，口蘑切片，西红柿切片，洋葱切条。
2. 胡萝卜切片，柠檬切片，装入碟中，倒入少许白醋，用手抓出汁。
3. 热锅倒油，加洋葱、金针菇、口蘑、胡萝卜、西红柿炒匀。
4. 注入适量清水，加盖，中火煮2分钟。
5. 揭盖，倒入柠檬汁、辣椒粉、盐、鸡粉。
6. 倒入适量椰奶，搅拌均匀即成。

功效

金针菇含锌量比较高，对儿童的身高和智力发育有良好的作用。

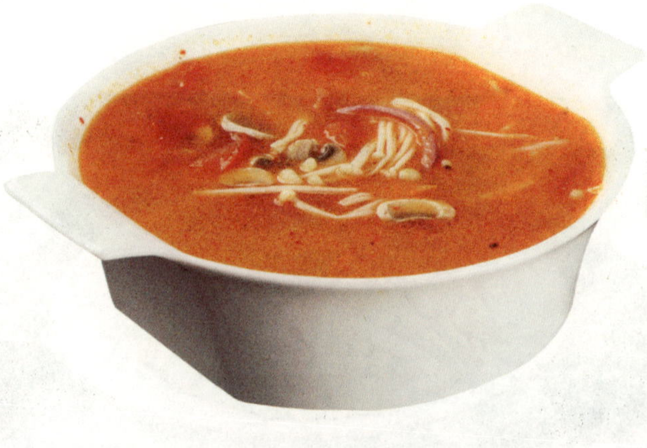

红糖陈皮饼

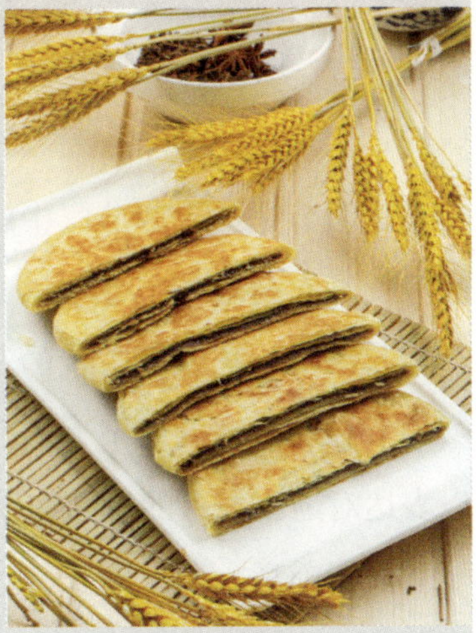

【原料】面粉 500 克、红糖 100 克、陈皮 10 克（切成细末）、盐和水适量（大约 250 毫升）、酵母 5 克

【做法】

1 将面粉放入一个大碗中，加入少许盐和酵母，慢慢倒入温水，一边倒一边用筷子搅拌，直到面粉形成絮状。然后用手揉成光滑的面团，盖上湿布或保鲜膜静置 30 分钟。

2 将红糖和陈皮末混合均匀，备用。将醒好的面团分成大小均匀的小剂子，每个小剂子约 30 克。

3 取一个小剂子，用擀面杖擀成圆饼状，放入适量的红糖陈皮馅料，然后将边缘捏紧封口。

4 平底锅预热后，不放油，直接将包好的饼放入锅中，小火烙至一面微黄后翻面，另一面也烙至微黄即可出锅。

5 为了让红糖陈皮饼更加柔软，可以将烙好的饼放在蒸笼里蒸几分钟。红糖陈皮饼可以作为早餐或下午茶点心食用，也可以搭配茶一起享用。

功效

提供能量，红糖陈皮饼主要由面粉制成，富含碳水化合物，是人体主要的能量来源之一。促进消化，红糖中的糖蜜有助于促进肠道蠕动，改善消化功能。补充营养，搭配陈皮食用，可以补充多种维生素和矿物质，增强身体免疫力。此外，陈皮还具有理气化痰、健脾开胃的作用。

清明　小儿健脾养胃

清明节是二十四节气中的第五个节气，也是一个演变为民间节日的节气。它与端午节、中秋节和春节并称为中国四大传统节日。清明节的起源可以追溯到古代的寒食节，后来逐渐演变成了纪念祖先和扫墓的节日。在清明时节，人们会前往祖先的墓地，进行祭拜和扫墓，以表达对逝去亲人的思念和敬意。

清明前后，阳气渐长，气温升高，雨量增多，正是春耕春种的大好时节。农谚有“清明前后，点瓜种豆”“植树造林，莫过清明”等说法。这是因为清明时节正是农作物生长的关键时期，适宜进行播种。农民们会利用这个时机，开展春耕春种工作，为丰收打下基础。

从中医角度来看，清明在春分之后，正式预示天气要转暖了，阳气已经升浮于地面。此时人体的阳气也开始升发，肝脏功能逐渐旺盛。因此，清明时节要注意调肝和养阳，否则脾胃吸收营养的效率会大打折扣。根据中医五行学说，肝属木，脾属土。木能生火，火能生土，因此肝木可以促进脾土的运化功能。同时，木克土，即肝木能够制约脾土，防止其过度运化。这种相生相克的关系使得肝脏系统和脾胃系统

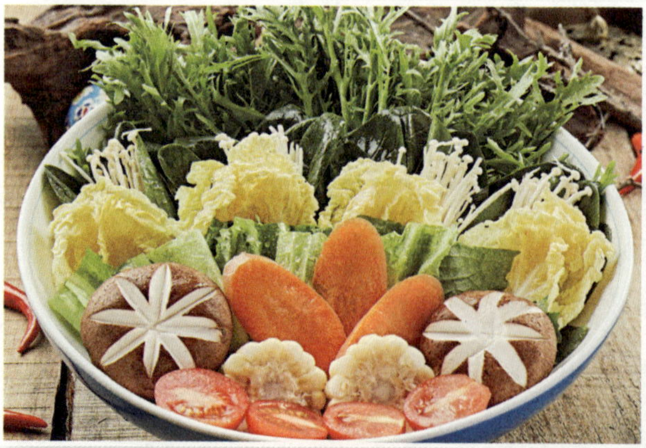

在生理功能上相互协调、相互制约。

立春开始，即进入春天，春天为肝主时。随着春日渐深，肝气逐渐旺盛。在清明之际，肝气达到最旺。然而，“过犹不及”，若肝气过旺，会乘克脾胃，影响脾胃的正常生理功能，出现消化不良、纳差、腹胀、腹泻、腹痛等症状。同时，肝木旺则容易化火，火气上扰心神，会造成情绪失调，出现易怒、烦躁、抑郁、失眠等症状。此外，肝气过旺还容易导致肝阳上亢，易发生眩晕、震颤类疾病。临床可见，清明前后是心脑血管疾病和精神类疾病的高发期，这与肝气过旺有必然的联系。因此，此时应重视养肝。

春天养肝，当以平补为原则，可以选择一些有助于人体阳气升发的食物，如荠菜、菠菜、豆芽等。这些食物富含维生素和矿物质，能够促进肝脏的新陈代谢和解毒功能。此外，还可以多吃一些具有养肝护肝作用的食物，如枸杞、核桃等。这些食物富含抗氧化物质和营养成分，有助于保护肝脏免受损害。

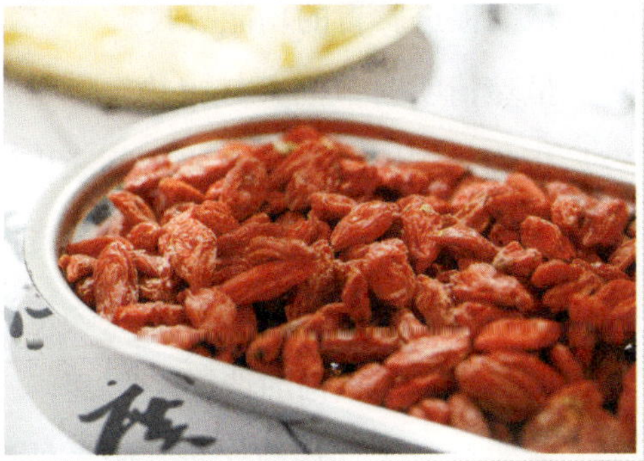

在清明时节应当疏肝健脾，可以喝八宝粥来调理身体。八宝粥是一种传统的养生食品，由多种谷物和豆类制成，具有健脾祛湿、推动气机的功效。此外，还可以多食燕麦、荞麦、稻米、扁豆、薏仁、花生、黄豆、葵花子等种子类的食物。这些食物富含膳食纤维和蛋白质，有助于促进肠道蠕动和消化吸收。

清明时节的气候特点是多雨阴湿，乍暖还寒。此时的饮食宜温，不宜寒凉。葱、姜、蒜等食物具有温运脾阳的功效，在清明时节可以适量食用。这些食材能够促进血液循环、增强消化功能和提高身体抵抗力。此外，还可以多吃一些温热性质的食物，如红枣、桂圆、山药等，它们有助于温暖脾胃、补充能量和增强体质。

清明节气在春分之后，此时白天渐长，夜晚渐短。随着日照时间的延长，人们的作息时间也应相应调整。夜短时适当晚睡，但孩子们在节假日切不可贪睡，仍要早起，积极参加户外活动，使身形舒展，神志清爽。

早起锻炼是保持身体健康的重要方式之一。在日照充足时出门活动，可以充分利用阳光的照射，促进维生素 D 的合成和钙质的吸收。此外，适当的运动还可以增强心肺功能、改善血液循环、提高免疫力，从而促进脾胃的功能吸收。

虽然清明时节的天气很热，但是此时如果吃寒凉的食物，还是很容易生病的。因为寒凉食物会刺激胃肠道黏膜，导致消化不良、腹泻等问题。所以千万不要在此时吃寒凉的食物，以免伤了脾胃。相反地，可以选择一些温热性质的食物来滋养身体。例如，喝一碗热汤或吃一碗热粥都是不错的选择。

清明后，天气逐渐转暖，阳气外浮。此时更应该注重养阳。可以晨起喝一杯姜枣茶来提升一天之阳气。姜枣茶是一种传统的养生饮品，由生姜和红枣煮制而成。它具有温中散寒、补气养血的功效。每天早晨饮用一杯姜枣茶可以帮助身体适应气候变化并增强免疫力。此外，还可以尝试其他一些养阳的方法，如每日泡脚以祛风寒、健体魄。泡脚可以促进血液循环、缓解疲劳并改善睡眠质量，对于成人或孩子来说，都是一个不错的选择。

健脾养胃食疗方

荠菜鸡蛋羹

【原料】荠菜 200 克、鸡蛋 3 个、水 600 毫升、盐适量、鸡精、香油适量

【做法】

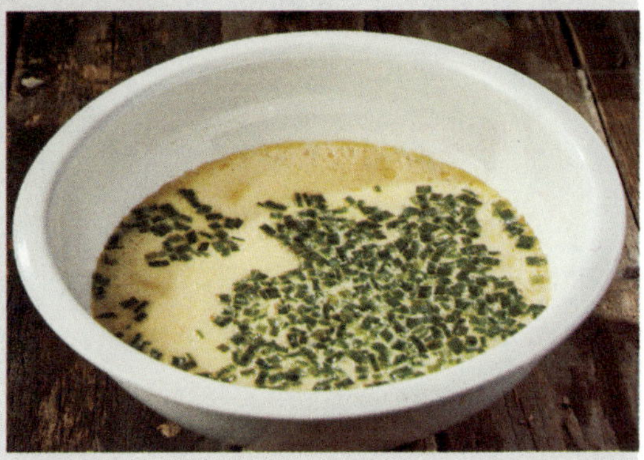

1 荠菜洗净后切成细末，鸡蛋打入碗中备用。

2 将鸡蛋打散，加入少许盐和鸡精（可选），搅拌均匀。

3 锅中加水烧开，然后转小火保持微沸状态。

4 慢慢倒入搅拌好的蛋液，同时用筷子轻轻搅动，使蛋液在水中形成细丝状。

5 待蛋花成形后，加入切好的荠菜末，继续煮 1 ~ 2 分钟。

6 最后滴入几滴香油增香，即可关火出锅。

功效

补充营养，荠菜富含维生素 C、钙、铁等矿物质以及膳食纤维，有助于增强身体免疫力。促进消化，荠菜中的膳食纤维可以帮助改善肠道功能，预防便秘。提供优质蛋白，鸡蛋是优质蛋白质的来源，对于肌肉生长和修复非常重要。

土豆南瓜汤

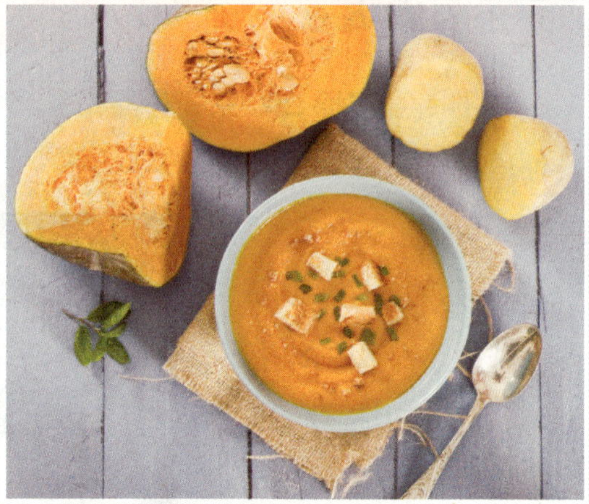

【原料】土豆 2 个、南瓜 300 克、洋葱 1 个、鸡汤或蔬菜高汤 500 毫升、奶油 2 大勺、盐和胡椒粉适量

【做法】

1. 土豆和南瓜去皮切成块，洋葱切丝。
2. 在锅中加入鸡汤或蔬菜高汤，加热至沸腾。
3. 将土豆块、南瓜块和洋葱丝加入沸腾的汤中，用中小火煮至蔬菜变软。
4. 使用搅拌机或手动搅拌器将汤中的蔬菜搅打成细腻的泥状。
5. 将奶油加入汤中，用小火加热至完全融合，然后加入适量的盐和胡椒粉调味。
6. 搅拌均匀后，煮沸片刻即可关火，盛出享用。

功效

提供能量，土豆和南瓜都是优质的碳水化合物来源，能为人体提供持久的能量。促进消化，南瓜富含膳食纤维，有助于促进肠道蠕动，改善消化功能。补充营养，土豆含有丰富的维生素 C 和 B 族维生素，而南瓜则富含维生素 A 和钾，这些营养素对增强身体免疫力和维持正常生理功能至关重要。

谷雨　雨生百谷，调养身体，迎接夏季

谷雨是春季的最后一个节气，意为“雨生百谷”。谷雨时节的天气最主要的特点就是多雨。雨水对于农作物的生长至关重要，尤其是谷雨前后这段时间更是如此。田中的秧苗初插、作物新种都需要充足的水分来滋养它们茁壮成长。因此有“春雨贵如油”的说法来形容春天雨水的重要性。

然而随着降雨量的增加，土地湿气也会逐渐加重，这对我们的身体也会产生一定的影响。中医认为脾主运化水湿，当外界湿气过重时，如果脾胃不好，体内的湿气就很难排出去。特别是在谷雨这个春夏交替的季节，肝气升发过度会克制脾土使得脾的功能进一步减弱，从而引发一系列健康问题，如食欲不振、大便稀溏等消化系统症状，孩子也有可能会出现精神萎靡、上课时注意力不集中、学习效率下降等情况。

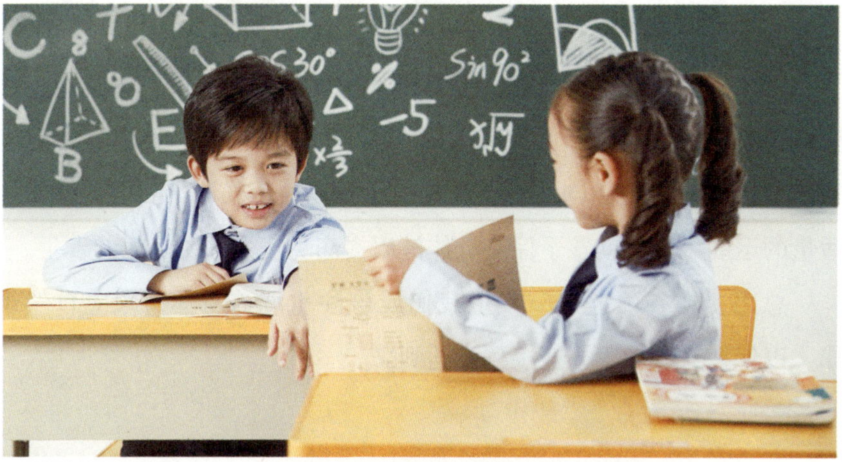

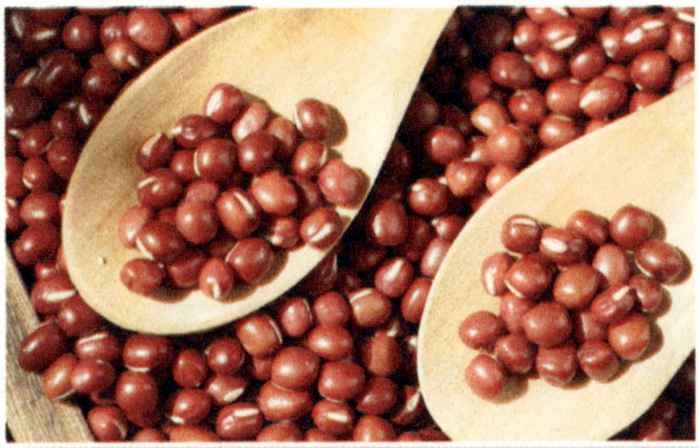

为了应对这些问题，我们需要采取一些措施来健脾防湿。首先要让孩子多吃一些健脾养胃的食物。脾喜甘味，适当吃些甘味的食物如山药、赤小豆、白扁豆等，有助于养脾。此外，还可以食用一些具有温中补虚、健脾祛湿作用的食物，如红枣、桂圆、薏米等。这些食物能够帮助身体排出多余湿气，增强脾胃功能。

谷雨时节忌喝冷饮。虽然天气逐渐变暖，但此时身体仍处于阳气升发的阶段，寒凉的食物会影响阳气的升发，也会增加脾的负担。因此，孩子应该避免食用冰棍、饮用冷饮。

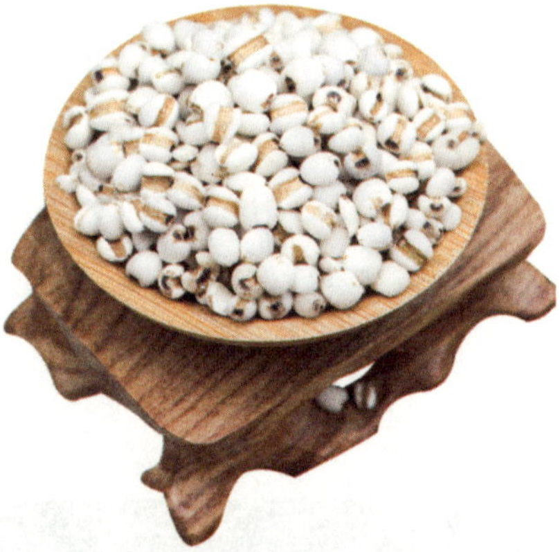

然而，需要注意的是，虽然谷雨是春季的最后一个节气，但毕竟仍是春天阳气处于“生”的状态而不是“长”。因此运动不可过度，要遵循“懒散形骸勿大汗以养脏气”的原则。这意味着孩子在进行体育锻炼时应避免剧烈运动和过度出汗以免损伤阳气和耗损体力。适量的运动可以帮助孩子保持身体健康提高免疫力预防疾病的发生。

总之，在谷雨这个节气里我们应该注重调养身体，顺应自然规律，以保持身心健康，迎接夏天的到来。

健脾养胃食疗方

海带银耳羹

【原料】海带 100 克、银耳 50 克、枸杞适量、芝麻适量、冰糖适量、水 1000 毫升

【做法】

① 将海带提前用清水浸泡，去除杂质后切成小块；银耳也提前用温水泡发，去掉根部，撕成小朵。

② 在锅中加入约 1000 毫升的水，放入处理好的海带和银耳，大火煮沸后转小火慢炖。

③ 待海带和银耳炖至软糯时，根据个人口味加入适量枸杞、芝麻、冰糖，继续小火煮至冰糖完全融化即可关火。

功效

海带富含碘元素及多种矿物质，有助于维持甲状腺功能正常；银耳含有丰富的膳食纤维以及多糖体，对提升人体免疫力有益。两者均含有一定量的膳食纤维，能够促进肠胃蠕动，帮助改善便秘情况。

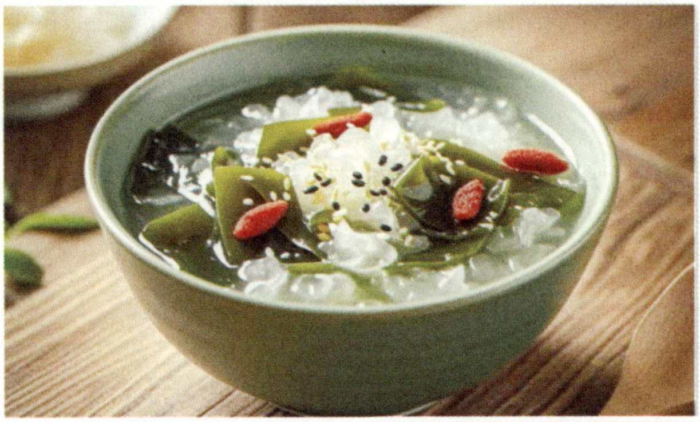

山药内金鳝鱼汤

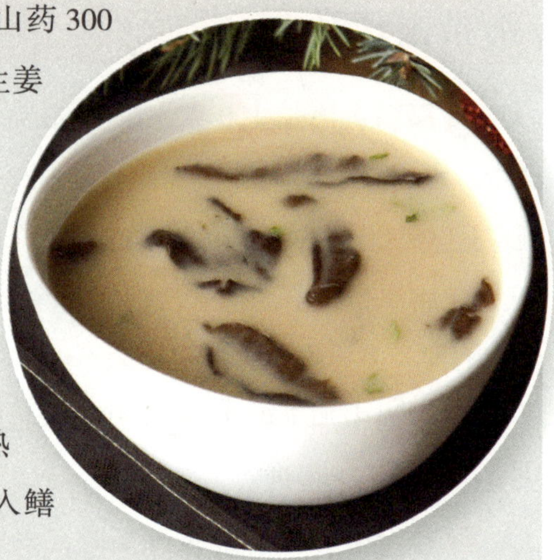

【原料】鳝鱼 500 克、山药 300 克、内金（鸡内金）10 克、生姜 3 片、清水、盐适量

【做法】

1. 将鳝鱼宰杀洗净，切成段；山药去皮切片；内金用清水浸泡后备用。
2. 锅中加入少许油，加热后放入生姜片爆香，然后加入鳝鱼段翻炒至变色。
3. 加入适量清水，将炒好的鳝鱼连同山药片和内金一起放入锅中，大火烧开后转小火慢炖。
4. 待汤品炖至汤汁浓郁，山药熟透后，加入适量的盐调味即可出锅。

功效

补虚养身，鳝鱼富含高质量蛋白质和多种维生素，有助于增强体质。健脾益胃，山药具有健脾补肺、益肾固精的功效，适合脾胃虚弱者食用。助消化，内金有助于改善消化不良，促进食欲。

第二章 夏季篇

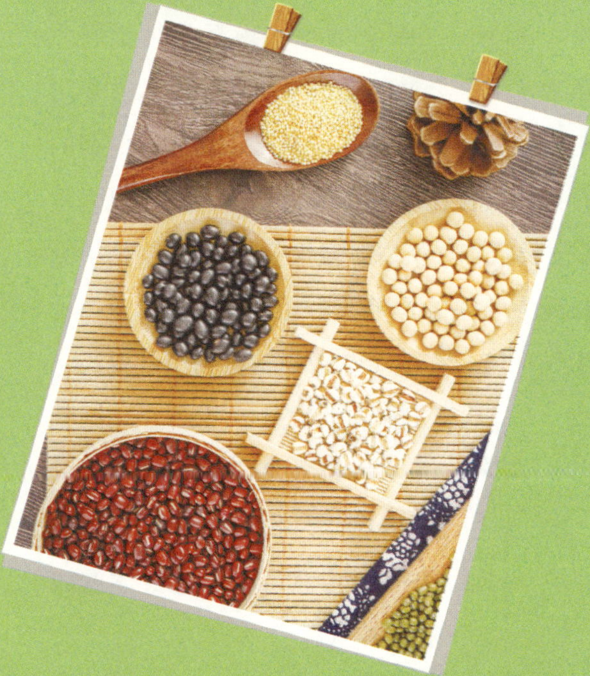

立夏 要想脾胃吸收好，心肺系统要加强

《月令七十二候集解》有云：“夏，假也，物至此时皆假大也。”这里的“假”字，意为“大”。这句话的意思是：进入立夏时节，春天播种的植物已经直立长大了。在春生、夏长、秋收、冬藏的四部曲中，春天是升发的时候，要慢慢地培养升发之气。到了夏天，这种升发之气就变成热烈的生长状态。所以，夏天要养长。

夏季是自然界万物生长最为旺盛的季节，阳光充足，雨水充沛，为各种生物提供了良好的生长环境。在这个季节里，植物茁壮成长，动物繁衍生息，呈现出一派生机勃勃的景象。为了顺应这一自然规律，我们和孩子在生活中都要注意，以保持身体健康和精神状态。

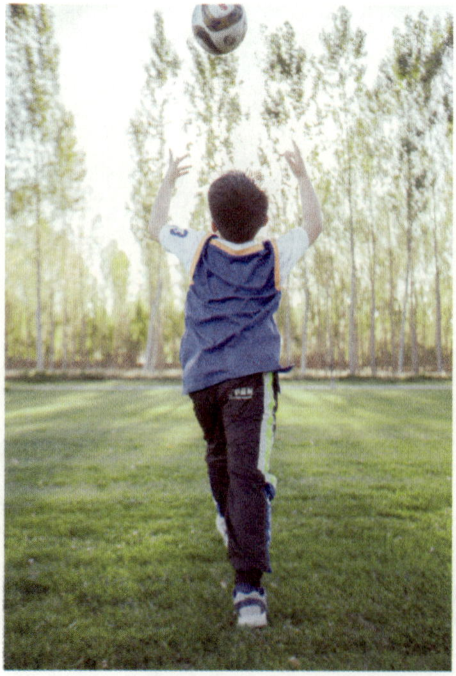

立夏，作为二十四节气之一，标志着春季的结束和夏季的开始，万物生长进入了一年中最辉煌的时期。自古以来，中国就非常重视这个节气，认为它是天地之气转换、阴阳交替的重要时刻。据历史记载，在周朝时期，每到立夏这一

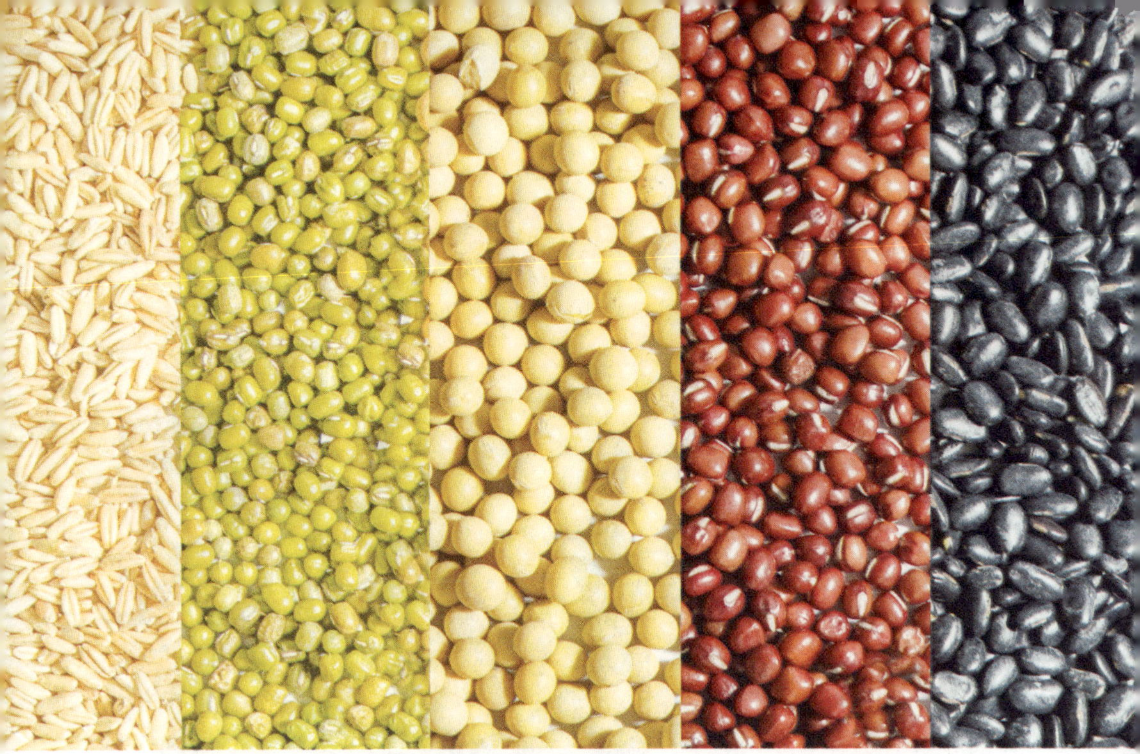

天，帝王会亲自率领文武百官前往郊外举行隆重的“迎夏”仪式，通过祭祀活动来祈求风调雨顺、五谷丰登。同时，还会指派司徒等官员分赴各地，鼓励农民们抓紧时间进行田间劳作，以确保农作物能够顺利生长。

从中医角度来看，春夏之交是一个特别需要注意身体健康变化的时节。根据中医理论，气血是维持人体生命活动的基本物质。脾胃系统是气血生成的主要来源，负责消化、吸收食物中的水谷精微，并将其转化为气血；而心肺系统则主要负责气血的运行，通过心脏的跳动和肺的呼吸，将气血输送到全身各个部位，为各脏腑器官提供充足的氧气和营养物质。因此，脾胃系统与心肺系统在气血运行方面密切相关。

此外，《黄帝内经》中提道，“春夏养阳”。意味着在炎热的夏季，我们不仅要注重清热解暑，还要学会静心养性。总之，在这样一个充满活力又充满挑战的时节里，只有做到顺应自然规律又照顾好自身需求，才能真正享受到夏日的美好时光。

健脾养胃食疗方

益气养心粥

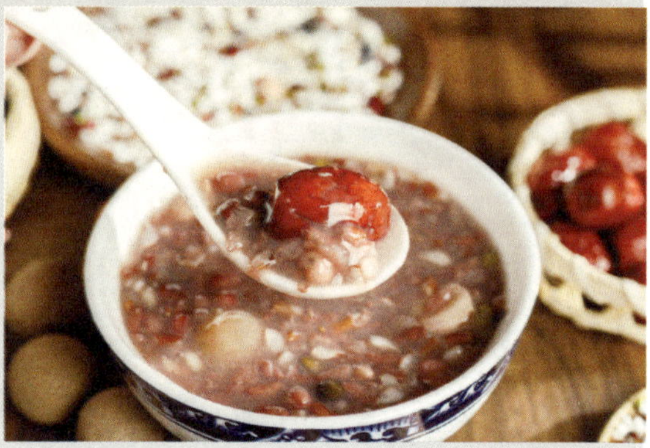

【原料】大米100克、红枣10颗、桂圆肉15克、枸杞5克、生姜3片、白糖和蜂蜜适量

【做法】

1. 将大米提前清洗干净，浸泡半小时；红枣洗净去核；桂圆肉和枸杞分别清洗干净备用。

2. 将浸泡好的大米放入锅中，加入足量的水，大火烧开后转小火慢炖。

3. 当粥开始变稠时，加入红枣、桂圆肉、枸杞和姜片，继续小火慢炖至所有食材熟透软糯。

4. 根据个人口味可加入适量的白糖或蜂蜜调味，搅拌均匀即可关火。

功效

补充能量，益气养心粥中的大米是碳水化合物的良好来源，能够为身体提供必要的能量。红枣、桂圆肉都具有补血安神的作用，有助于滋养心脏，改善睡眠质量。枸杞含有丰富的抗氧化剂和维生素C，可以增强身体的免疫力，预防疾病。

核桃壳煮鸡蛋

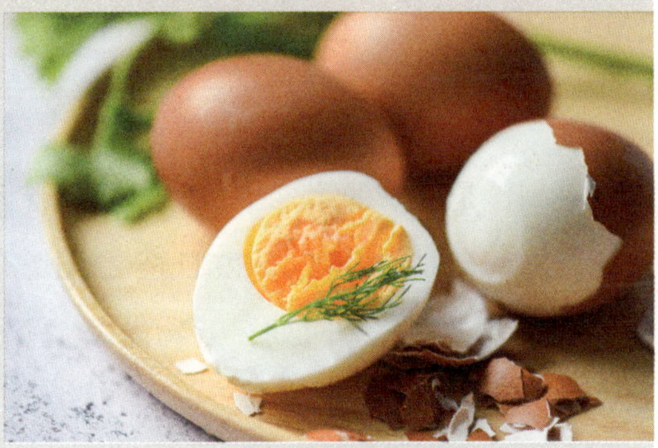

【原料】核桃壳10个、鸡蛋4个、水适量（大约500毫升）

【做法】

1. 将核桃壳清洗干净，敲碎成小块。鸡蛋也用清水洗净。
2. 在锅中加入适量的水，放入准备好的核桃壳和鸡蛋。
3. 将锅置于炉火上，大火烧开后转小火，继续煮约10分钟。
4. 熄火后，让鸡蛋在热水中自然冷却至室温，这样可以使鸡蛋更容易剥壳。
5. 待鸡蛋冷却后，取出，剥壳后即可食用。

功效

核桃壳在中医中被认为具有一定的药用价值，主要功效是健脾和胃、消食化积、涩肠止泻等。核桃壳含有丰富的鞣酸，具有收敛、止泻的作用，对于脾胃虚弱、食欲不振、腹泻等症状有一定的改善作用。而鸡蛋则是优质蛋白质的来源，两者结合可以为人体提供丰富的营养。

健脑益智，核桃被誉为“脑黄金”，其富含的ω-3脂肪酸对大脑发育有益，有助于提高记忆力和学习能力。改善睡眠，有研究表明，核桃壳煮鸡蛋具有一定的安神作用，可以帮助人体改善睡眠质量。

小满　天气升温，切忌贪凉

小满，是夏季的第二个节气，标志着太阳到达黄经60度。这个节气通常在每年的公历5月20日至22日之间。为什么称其为“小满”呢？这是因为在这个时期，万物尚未完全成熟，但已逐渐接近丰收的状态。

小满节气的到来意味着气候变化显著。此时，各地雨水增多，天气也逐渐炎热起来。很多人习惯在这个时节用冷食来消暑降温，然而这种做法并不科学。虽然夏天气温高，但人体却是外热而内寒。越是在炎热的天气里，就越需要注重保养阳气，避免过多食用冷食，以免损伤脾胃。特别是对于小孩子来说，他们的消化系统更为脆弱，如果过度贪凉，很容易引发腹泻和腹痛等健康问题。

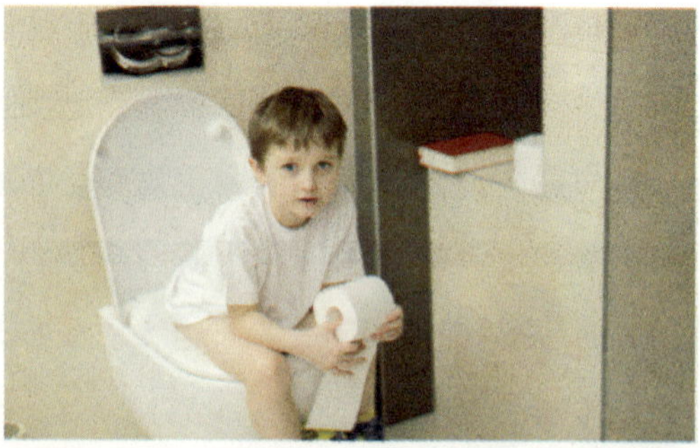

随着小满节气的到来，雨水逐渐增多，空气湿度加大，人体容易受到湿气的侵袭。特别是对于孩子来说，由于其脾胃功能尚未完全发育成熟，容易出现湿疹、荨麻疹以及腹泻等由湿气引起的问题。因此，在这个季节里，家长需要特别注意帮助孩子调理身体，通过合理的饮食来达到利湿的效果。

在夏季，由于天气炎热，人们容易感到心烦意乱，因此需要特别注意养心。中医认为，夏应火，火应心，所以在这个季节里，我们更应该注重心脏的养护。最简单也是最有效的方法之一就是午休，即

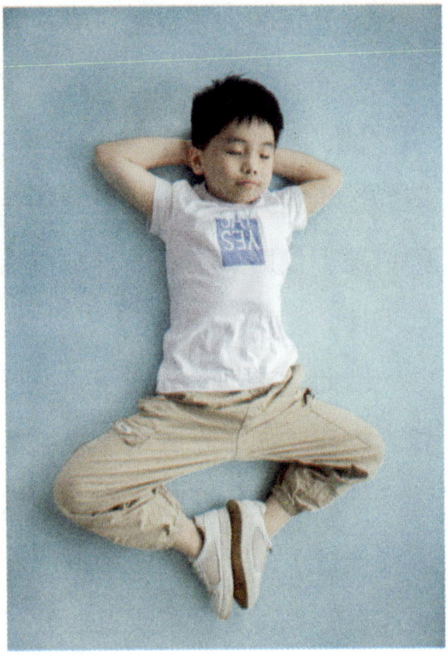

睡个午觉。对于很多小朋友来说，他们对午睡可能有抵触情绪，这时候家长可以尝试调整孩子的作息时间，让他们早上稍微早起一些，这样到了中午时分，孩子们往往因为上午的活动而感到疲惫，自然而然地就会更快地进入梦乡。同样，成年人无论是在家中还是在工作场所，都应该利用午餐后的时间进行短暂休息，哪怕是闭目养神几分钟也好，这对恢复精力、提高工作效率都有积极作用。

此外，在小满前后这段时间内，家长们还可以通过一些简单的推拿手法来帮助孩子健脾祛湿。比如，可以经常按摩孩子的足三里穴位以及顺时针方向轻柔地摩腹，这些动作有助于促进脾胃功能的正常运作，从而加速体内湿气的排出。值得注意的是，小满时节常常伴随着连绵不断的阴雨天气和闷热的空气，这样的环境很容易让人体内部积聚过多的湿气，进而影响到身体的健康。因此，除了上述提到的方法外，还建议适当增加户外活动量，保持室内空气流通，以减少体内湿邪的产生。总之，通过合理安排日常生活习惯并结合适当的保健措施，我们可以更好地应对夏季带来的挑战，维护自身健康。

湿气重的孩子胃肠道消化功能下降，胃的通降功能减弱，导致食物难以正常消化和排泄，容易在肠胃中滞留形成食积。当湿热之气在体内积聚过多时，宿便产生的毒素长时间停留在肠道内，不仅会导致气血运行不畅，还可能引发腹泻等消化系统疾病。

湿气重的孩子大便通常会比较黏稠，这使得他们在排便后感觉很难擦干净，甚至用水冲洗也不容易彻底清洁。正常的大便是金黄色香蕉形的，质地适中且易于排出；而体内有湿气的孩子，由于脾胃虚弱、运化能力不足，其大便往往细软不成形，有时还会伴有异味。这种情况不仅影响孩子的日常生活质量，还可能反映出他们身体健康状况不佳。

因此，在小满节气期间进行祛湿健脾调理尤为重要。通过合理的饮食搭配（如多吃薏米、红豆等利水渗湿的食物）以及适当的运动锻炼来促进身体的新陈代谢，可以帮助改善孩子的消化系统功能，减少因湿气过重而引起的各种不适。同时，家长也应关注孩子的日常作息规律，避免过度劳累或长期处于潮湿环境中，从多方面入手共同维护孩子的健康状态。

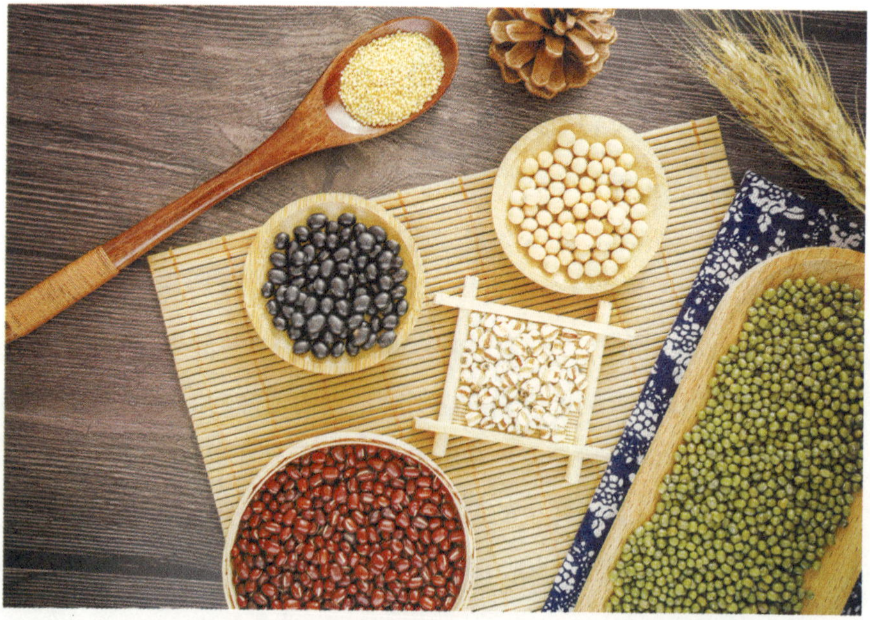

健脾养胃食疗方

乌梅三豆饮

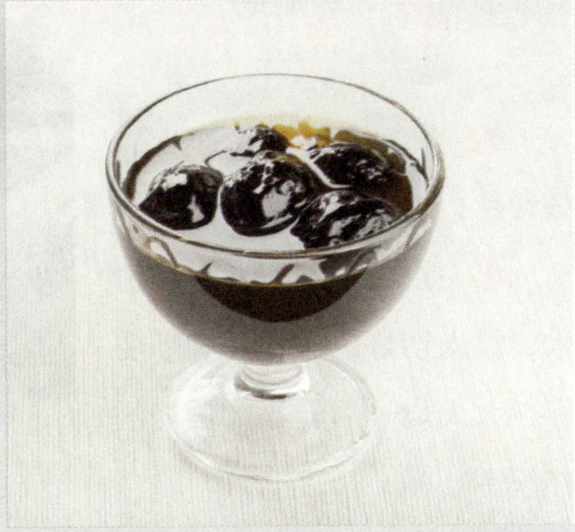

【原料】乌梅 10 克、黑豆 30 克、绿豆 30 克、红豆 30 克、冰糖适量（可选）

【做法】

1. 将乌梅洗净，黑豆、绿豆和红豆分别清洗干净后，用清水浸泡 2 小时以上。
2. 将浸泡好的黑豆、绿豆和红豆连同乌梅一起放入锅中，加入适量清水（水量大约为豆子的 3 倍），大火烧开后转小火慢炖。
3. 根据个人口味，可以在煮制过程中或煮好后加入适量的冰糖增加甜味。
4. 煮至豆子熟烂，汤汁浓郁即可关火，过滤掉豆渣，取汁饮用。

功效

乌梅具有生津止渴、敛肺止咳的功效，而黑豆、绿豆和红豆则能清热解毒，对于夏季消暑有很好的效果。补充营养，这道饮品富含植物蛋白及多种维生素和矿物质，有助于增强身体免疫力。利尿消肿，绿豆和红豆具有良好的利尿作用，可以帮助人体排出体内多余的水分和毒素，减轻水肿。

山楂麦芽茶

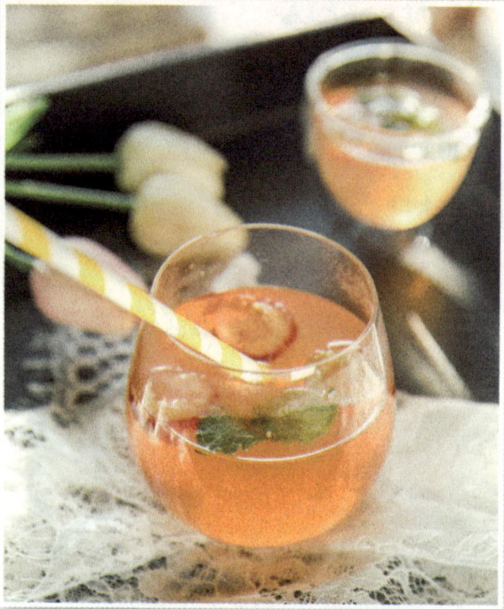

【原料】山楂 10 克、炒麦芽 20 克、冰糖适量

【做法】

❶ 将山楂清洗干净，去核切片；炒麦芽提前准备好。

❷ 在锅中加入适量清水，放入切好的山楂片和炒麦芽，大火烧开后转小火慢炖约 15 分钟。

❸ 根据个人喜好加入适量冰糖，继续小火煮至冰糖完全溶解即可关火。

❹ 用筛网或者纱布将煮好的茶液过滤，只留下清澈的液体部分。

❺ 待稍微冷却后即可饮用，也可以放凉后冷藏保存，夏天冰镇后饮用更佳。

功效

山楂具有消食化积的作用，而炒麦芽则能健脾开胃，两者结合有助于促进食物的消化吸收。改善食欲，对于食欲不振的人来说，适量饮用此茶可以增进食欲。缓解疲劳，山楂中的维生素 C 及其他营养成分能够帮助人体缓解疲劳感。

芹菜拌豆腐

【原料】嫩豆腐1盒（约300克），新鲜芹菜200克，大蒜2瓣，辣椒油（可选），生抽、香醋、香油、盐、芝麻各适量

【做法】

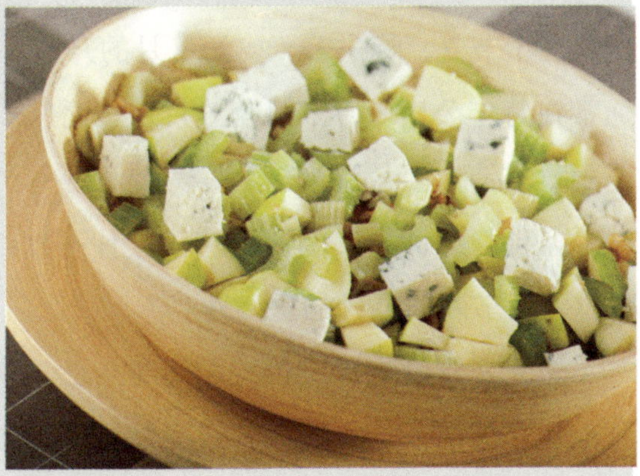

1. 将嫩豆腐从盒中取出，用厨房纸巾轻轻包裹豆腐，放在盘子上，上面压一个重物（如另一个盘子），静置半小时让豆腐出水。同时，将芹菜洗净后切成段，大蒜剁成蒜末备用。

2. 锅中加水烧开，加入少许盐，放入切好的芹菜段快速焯水，捞出后立即过冷水，沥干水分。

3. 取一个小碗，加入生抽、香醋、蒜末以及适量的盐和香油（如果喜欢辣味还可以加入一些辣椒油），搅拌均匀成为调料汁。

4. 将处理好的豆腐切成小块或条状，与焯好水的芹菜混合在一起，倒入调好的料汁拌匀即可食用，也可撒上一些炒香的芝麻作为点缀。

功效

芹菜具有很好的清热作用，对于体内有热毒的人来说非常适合食用。豆腐易于消化吸收，且含有丰富的植物蛋白，有助于增强肠胃功能。芹菜中含有的钾元素能帮助调节人体电解质平衡。

芒种　小心邪毒入侵孩子体内

芒种，又名“忙种”，是二十四节气中的第九个节气，也是夏季的第三个节气，标志着干支历午月的开始。此时太阳到达黄经 75 度，通常在每年公历 6 月 5 日至 6 月 7 日之间。这个时期气温显著升高，降雨量充沛，空气湿度较大，为晚稻等谷类作物的生长提供了极为有利的条件。因此，民间流传着“芒种不种，再种无用”的说法，强调在这个时节及时播种的重要性。

从天文角度来看，芒种期间斗指巳，意味着北斗七星的斗柄指向正南偏东方向。这一变化不仅反映了季节更替的自然规律，也象征着天地间阳气逐渐达到顶峰的过程。根据中国传统文化中的十二消息卦理论，芒种节气对应姤卦。此时阳气强盛并持续增长，阴气初生，卦象中唯一的阴爻位于最下方，象征自然界阴阳交替的开始。这种阴阳

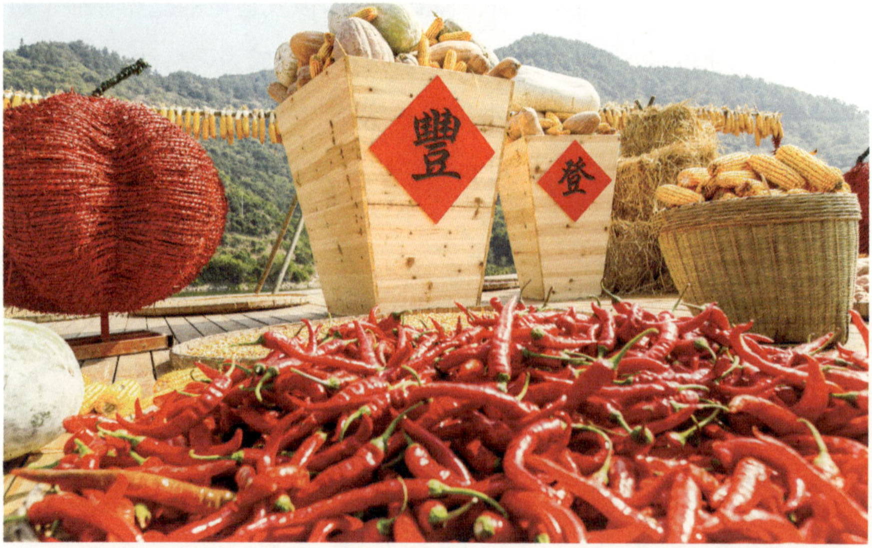

消长与芒种时节的气候特征相呼应：气温升高，湿气渐增，万物进入繁茂生长的阶段。同时，这也提醒人们要注意防暑降温、合理灌溉农作物以应对可能出现的高温干旱天气。通过观察这些自然现象并采取相应措施，可以更好地促进农业生产活动顺利进行。

根据农历二十四节气之一——芒种所在的月份，古人将其视为一个特殊时期，并称之为“毒月”。这是因为在这个时间段，自然界中的阳气达到了一年中的顶峰状态，天气变得异常炎热，万物生长旺盛。按照中医理论，“热多则属毒”，即过多的热量积累可能会导致身体不适甚至疾病发生。此外，随着气温升高，各种昆虫活动频繁起来，其中包括一些可能携带病菌或毒素的害虫，给人们的生活带来了潜在威胁。

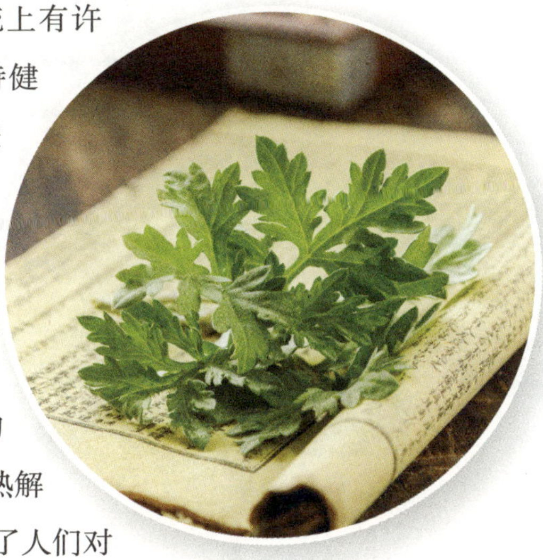

为了应对这一情况，传统上有许多习俗被用来驱邪避害、保持健康。例如，饮用黄酒可以促进血液循环、增强体质；悬挂艾草和香囊则可以利用其特有的芳香气味来驱逐蚊虫和其他不洁之物；而洗艾澡更是直接通过皮肤接触让艾叶的有效成分渗透进体内，达到清热解毒的目的。这些做法不仅反映了人们对自然环境变化敏锐的观察力，也蕴含着丰富的生活智慧与文化内涵。

对于人体来说，阳气内旺是健康的重要标志。当阳气充足时，热邪毒气便难以侵袭身体。因此，在芒种时节养生的关键在于扶阳健脾。

祛湿健脾是芒种养生的关键之一。随着阳气的外泄，毛孔会张开，这容易导致中焦能量虚空。如果在这个时候贪凉，比如过度食用冷饮或者长时间待在空调房间内，就会对我们的脾胃造成致命伤害。因此，饮食方面要避免给脾胃带来过大的负担。同时，可以适当多吃一些具有健脾祛湿作用的食物，如山药、薏米等，以增强脾胃功能。

最后，注意卫生也是非常重要的。芒种时节病毒细菌容易滋生，尤其是小朋友容易受到感染。因此，家长要教育孩子养成良好的卫生习惯，勤洗手、保持个人清洁。此外，家庭环境也要定期清洁消毒，减少病菌传播的机会。通过这些措施，可以有效预防疾病发生，保障家人的健康安全。

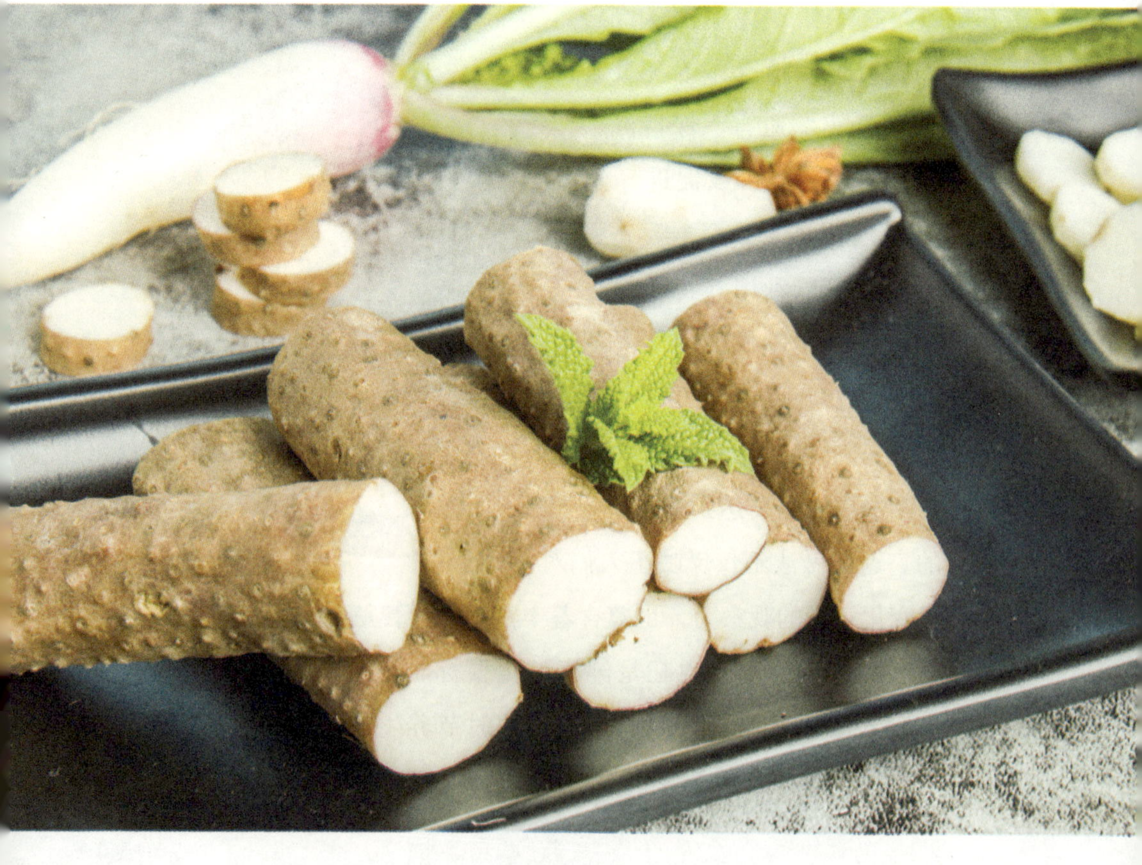

健脾养胃食疗方

金针菇豆芽肉片汤

【原料】金针菇 200 克，豆芽 200 克，猪里脊肉 150 克，生姜几片，盐、料酒、鸡精、清水各适量

【做法】

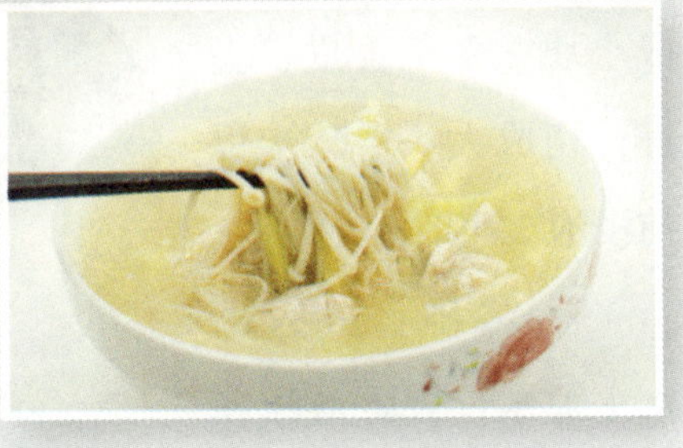

1. 金针菇去根洗净，豆芽去头尾洗净，猪里脊肉切成薄片，用少许盐和料酒腌制 10 分钟。
2. 锅中加入适量清水，放入几片生姜，大火烧开。
3. 水开后，将腌好的肉片逐片下锅，用筷子轻轻搅散，待肉片变色后捞出备用。
4. 在同一锅中，加入金针菇和豆芽，煮至再次沸腾。
5. 将焯好的肉片重新放回锅中，加入盐和鸡精调味，煮沸后即可关火。
6. 将煮好的金针菇豆芽肉片汤盛入碗中，慢慢地享用。

功效

金针菇富含多种维生素和矿物质，有助于增强身体免疫力；豆芽含有丰富的蛋白质和膳食纤维，有助于促进消化；猪肉是优质蛋白质的来源，有助于肌肉生长和修复。这道汤品低脂肪、低热量，有助于维持身体健康。补充能量，猪肉中的蛋白质和金针菇、豆芽中的碳水化合物能够为身体提供必要的能量，帮助人体保持活力。

冬瓜薏米排骨汤

【原料】排骨500克、冬瓜300克、薏米100克、姜3片、枸杞适量、盐适量

【做法】

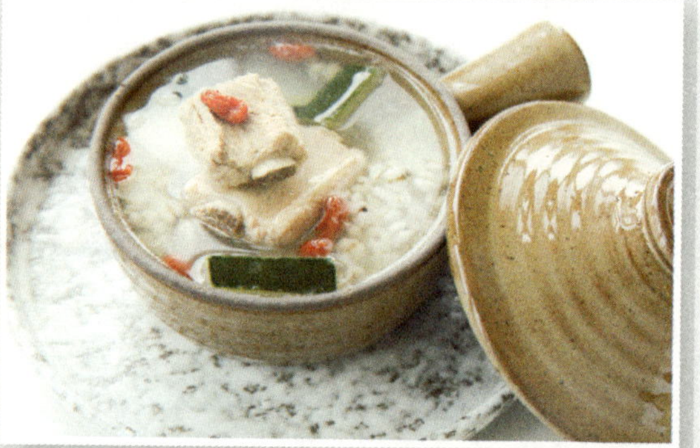

1. 排骨洗净，切成小块；冬瓜去皮、去籽，切成大块；薏米提前浸泡2小时。
2. 将排骨放入沸水中焯水，去除血沫和杂质，捞出后用清水冲洗干净。
3. 锅中加入适量清水，放入焯好水的排骨、姜片和薏米，大火烧开后转小火慢炖。
4. 当排骨炖至半熟时（约30分钟后），加入冬瓜块，继续小火炖煮。
5. 待所有食材都炖熟烂后，根据个人口味加入适量的枸杞、盐调味即可。

功效

冬瓜具有良好的利尿作用，能帮助身体排出多余的水分和毒素。健脾祛湿，薏米性味甘淡微寒，归脾、胃、肺经，有利水渗湿、健脾止泻的功效。补充营养，排骨富含蛋白质和必需的氨基酸，有助于增强体质、提高免疫力。

夏至　孩子易厌食与腹泻

夏至节气，通常在公历的6月21日或6月22日。这一天是太阳的转折点，标志着北半球一年中白昼最长、黑夜最短的时刻。专家指出，夏至不仅是天文现象上的一个重要节点，也是自然界阴阳转换的关键时期——从这一天开始，白天的时间将逐渐缩短，夜晚则相应延长。这种变化不仅影响着自然界万物的生长规律，也与人体内环境的变化息息相关。

根据中医理论，人体健康与天地之间的气机紧密相连，遵循自然规律进行调养能够事半功倍。因此，在夏至时节注重养生显得尤为重要。此时节气温高湿重，容易引发一系列不适症状，尤其是对于儿童而言，可能会出现厌食、湿疹以及腹泻等现象。

夏至过后，即将进入一年中最炎热的时期——三伏天。这个季节不仅温度高，而且湿度大，很多地方还会经历暴雨或持续的梅雨天气。这种湿热交加的环境容易让人感到身体不适，出现厌食、困倦和全身乏力等症状。

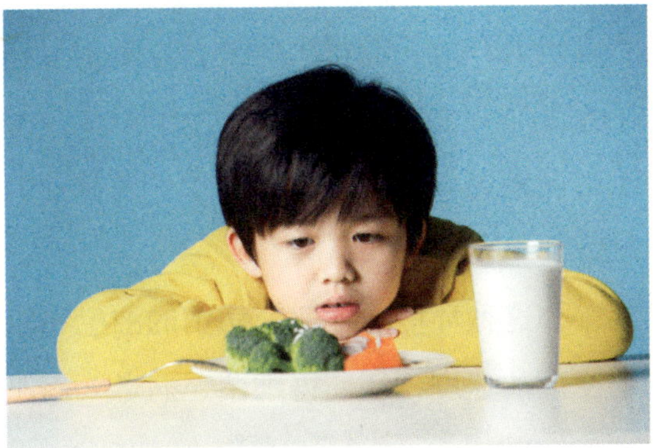

为了缓解这些不适感，可以从饮食方面入手进行调整。首先推荐的是增加酸性食物的摄入量。例如，在日常烹饪中适当加入一些醋或者蒜泥来调味，这样不仅能让菜肴更

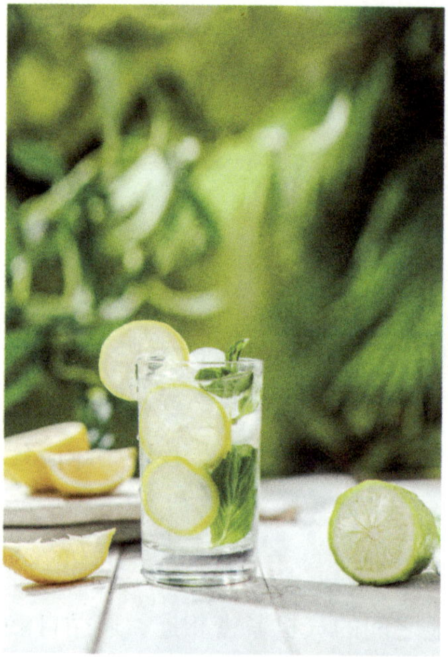

加开胃，还有助于杀灭细菌，减少因高温潮湿环境而可能滋生的有害微生物对人体健康的影响。此外，像山楂片、柠檬水等天然酸性食品也是不错的选择，它们能够促进消化液的分泌，增进食欲。

夏至时节，天气逐渐变得炎热潮湿，许多孩子的身上开始出现湿疹，大人的手上也会出现小水疱并伴有脱皮的现象。这种现象在中医理论中被解释为阳气不宣通、湿邪瘀滞所致。根据中医的观点，“见皮不治皮”，意味着治疗这类皮肤问题不能仅停留在表面症状上，而应该从调整体内环境入手。

为了改善这种情况，可以采用一些自然疗法来帮助身体恢复平衡。其中一种有效的方法是使用艾草煎水进行泡澡或泡脚。艾草具有温经散寒、祛湿止痒的功效，通过热水的作用能够促进血液循环，加速新陈代谢，从而达到排出体内多余湿气的目的。同时，微微出汗还有助于打开毛孔，让体内的毒素随着汗液一起排出体外，这对于缓解因湿热引起的各种不适非常有帮助。

另外，腹泻也是夏季常见的问题之一，在儿童群体中更为常见。其主要原因可以归结为两个方面。

首先，夏季天气炎热且潮湿，这种环境非常适合病菌的滋生和繁殖。高温高湿不仅加速了食物变质的速度，还使得细菌、病毒等病原体更加活跃。对于孩子们来说，他们的免疫系统相对较弱，更容易受到这些有害微生物的影响。此外，夏天里孩子们往往喜欢吃冰淇淋、喝冰镇饮料等冷饮来解暑降温，但这些冰冷的食物直接进入胃肠道后会刺激肠胃黏膜，导致消化不良，甚至引发急性肠胃炎，从而出现腹泻等症状。

其次，从中医角度来看，夏至过后人体阳气逐渐外泄，而中焦（脾胃）则相对虚弱。特别是对于天生脾功能就不健全的孩子而言，在这样一个特殊时期食用过多寒凉性质的食物或饮品，很容易造成脾胃受损，进而引起腹痛、腹泻等症状。因此，家长需要注意控制孩子摄入冷食（如冷饮、冰水、寒凉的食物）的数量，并尽量选择温和不刺激肠胃的方式帮助他们消暑降温。例如，可以在孩子享用完冷饮之后立即给予一杯温热的红糖姜茶。这样做不仅可以有效缓解因寒冷刺激所带来的不适感，还能通过生姜温中散寒、促进血液循环的作用帮助恢复脾胃正常运作状态。同时，适量添加一些具有补气养血功效的红糖也有利于增强体质，提高身体的抵抗力，减少疾病发生概率。

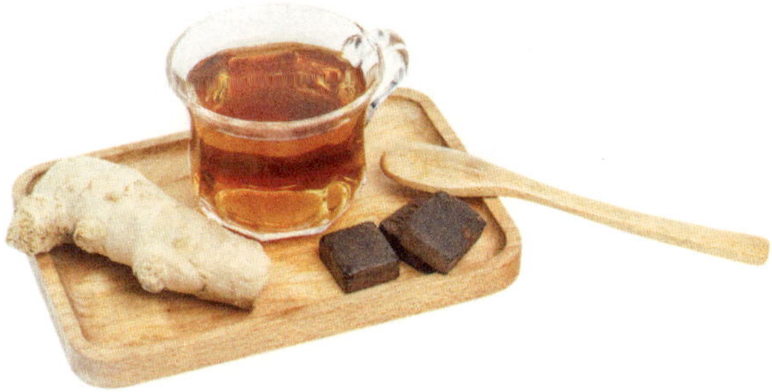

手足口病是一种由肠道病毒引起的传染性疾病，常见于儿童。这种疾病的发病速度非常快，虽然大多数情况下不需要药物治疗，7 到 10 天内可以自行痊愈，但孩子在患病期间会因为口腔内的疱疹而感到剧烈疼痛，影响进食和日常生活。因此，家长需要密切关注孩子的病情变化，并在必要时寻求医生的帮助以控制病情。

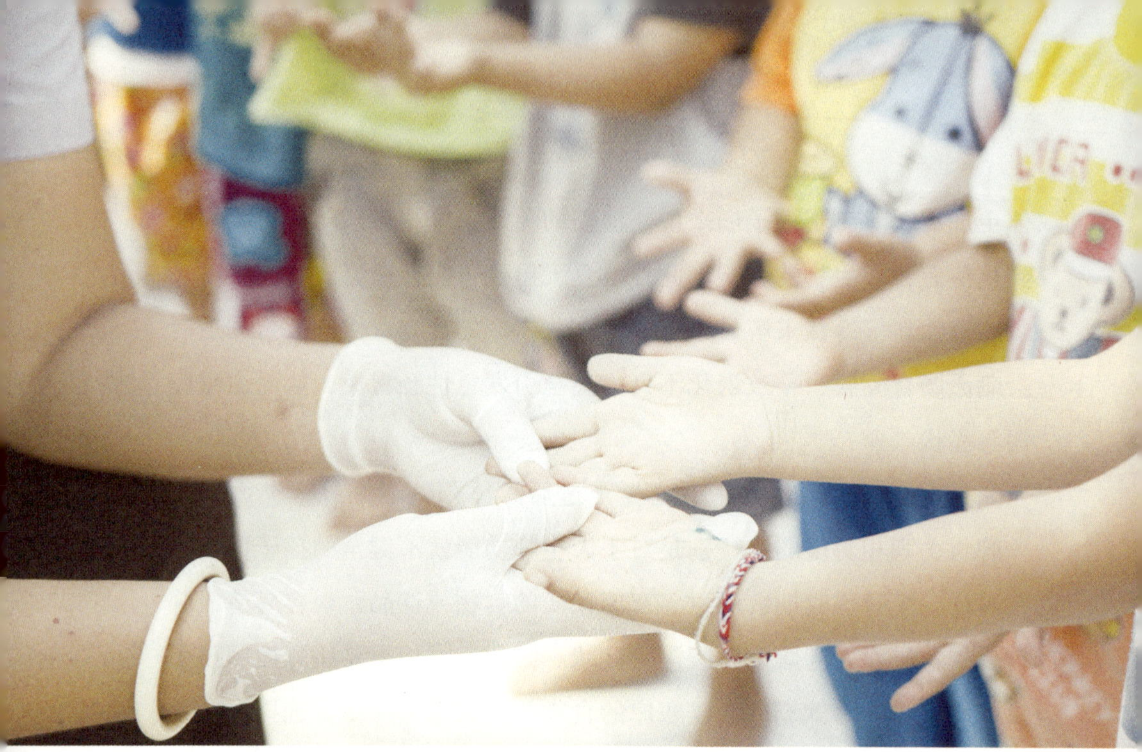

夏季是手足口病的高发季节，为了预防疾病的发生，家长们必须做好孩子的个人卫生工作。首先，要教会孩子养成勤洗手的好习惯，特别是在饭前便后、外出回家以及接触公共物品之后。其次，每天仔细检查孩子的口腔状况，一旦发现有滤泡或疱疹等异常情况，应立即采取措施并咨询专业医疗意见。此外，保持居住环境清洁干燥也是非常重要的一环，定期开窗通风换气，减少细菌滋生的机会。

除了上述措施外，中医认为湿气重也是导致多种疾病的原因之一。尤其是在夏天，天气炎热潮湿，人体容易受到外界环境的影响而出现“内湿”现象。根据传统医学理论，脾脏具有运化水湿的功能，如果脾气虚弱则无法有效排除体内多余的水分，从而形成病理性湿邪。因此，在日常生活中适当食用一些健脾祛湿的食物（如薏米、山药等），不仅有助于改善体质还能增强抵抗力，降低感染手足口病的风险。同时，适量运动也能促进血液循环，提高新陈代谢水平，帮助身体排出体内毒素与多余水分。总之，通过综合调理身体内外环境，我们可以更好地保护孩子们免受手足口病及其他相关疾病的侵害。

健脾养胃食疗方

绿豆汤

【原料】绿豆 200 克、莲子 8 颗、冰糖适量、水适量（大约 1000 毫升）

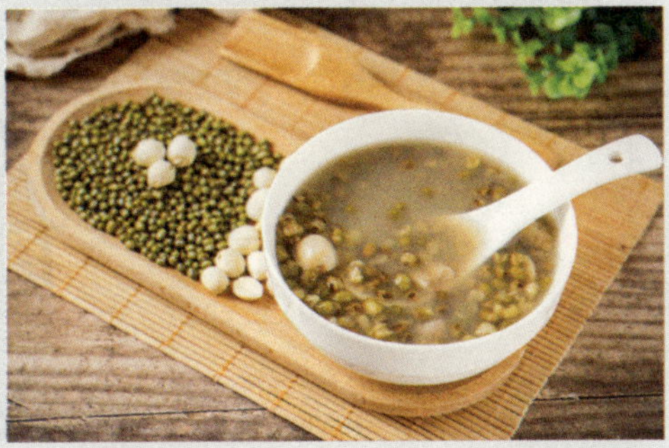

【做法】

1. 将绿豆、莲子提前清洗干净，如果有时间，最好浸泡几小时，这样可以缩短煮的时间。
2. 将清洗好的绿豆、莲子放入锅中，加入足够的水，大火煮沸后转小火慢炖。其间可以撇去浮沫。
3. 当绿豆煮至开花，汤汁变得浓稠时，加入适量的冰糖，根据个人口味调整甜度。继续小火煮至冰糖完全溶解。
4. 熄火后，让绿豆汤自然冷却至室温，也可以放入冰箱冷藏，冰镇后的绿豆汤更加清凉解暑。

功效

绿豆性凉，具有很好的清热解毒作用，适合夏季饮用，有助于预防中暑和热毒引起的不适。利尿消肿，绿豆汤可以促进体内水分代谢，对于水肿有一定的缓解作用，也能提高身体代谢循环。绿豆含有丰富的蛋白质、B 群维生素以及矿物质（如钾、铁等），能够补充身体所需的多种营养素。

水果沙拉

【原料】各种新鲜水果（如苹果、香蕉、橙子、草莓、葡萄等）适量、酸奶或蜂蜜适量、坚果（如核桃、杏仁等）适量（可选）

【做法】

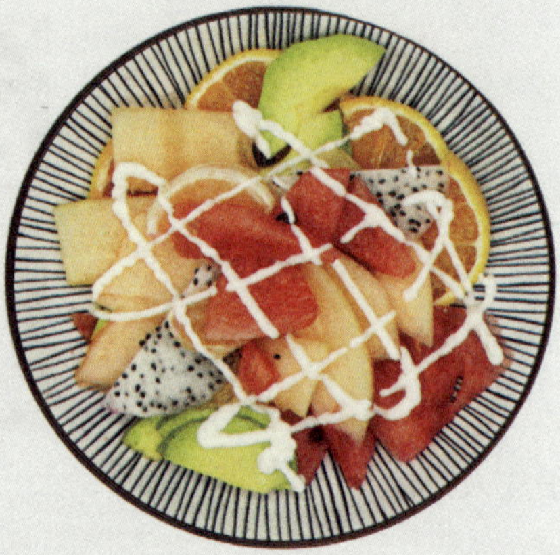

1. 将各种水果洗净，去皮、去核，切成适当大小的块状或片状。
2. 将切好的水果放入一个大碗中，加入适量的酸奶或蜂蜜，轻轻搅拌均匀，使水果均匀裹上调味料。
3. 将拌好的水果沙拉装入盘中，可以撒上一些坚果增加口感和营养。
4. 如果喜欢冷食，可以将水果沙拉放入冰箱中冷藏一段时间再食用。

功效

水果是维生素和矿物质的良好来源，有助于增强身体免疫力，促进身体健康。水果中的膳食纤维有助于促进肠道蠕动，改善消化功能。水果中的天然糖分可以提供即时能量，适合作为健康的零食或餐后甜点。

番茄鸡蛋面

【原料】面条 200 克、番茄 2 个、鸡蛋 2 个、葱 1 根、蒜 2 瓣、糖适量、盐适量

【做法】

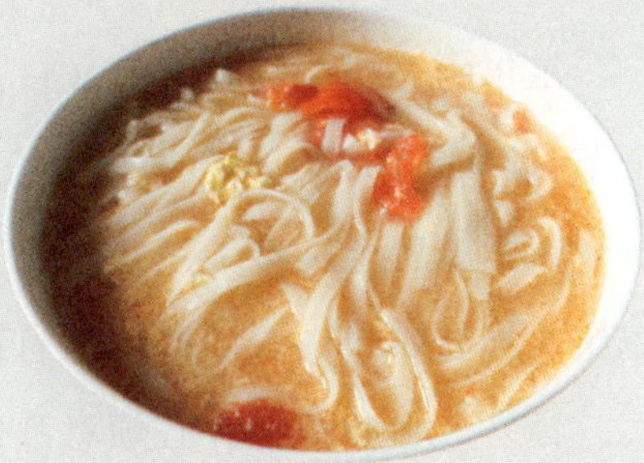

1 番茄洗净后切成小块，葱切成葱花，蒜切片或拍扁；鸡蛋打散备用。

2 锅中加入适量油，油热后倒入鸡蛋液，待其凝固后翻炒至熟透，盛出备用。

3 锅中留底油，加入葱花和大蒜爆香，随后放入切好的番茄块，加少许糖帮助提鲜并促进番茄出汁。

4 另起锅烧水，待水开后下入面条，根据包装指示或个人喜好调整煮制时间直至面条软硬适中。

5 将炒好的鸡蛋重新加入番茄锅中，轻轻搅拌均匀。此时可加入适量清水或高汤，加入适量盐调味。

6 最后把煮熟的面条捞出沥干水分，放入碗内，再浇上热腾腾的番茄鸡蛋汤汁即可。

功效

鸡蛋是优质蛋白质的良好来源之一，有助于肌肉生长与修复。番茄富含维生素 C 和其他抗氧化物质，能够提高机体抵抗力。这道菜中的膳食纤维有利于肠道健康，此外，它还具有开胃消食的作用，适合食欲不振的人群食用。

小暑　消暑需注意，勿贪凉

每年的公历7月6日至8日，我们将迎来二十四节气中的第十一个节气——小暑。这个时节，正如俗话所说，“小暑大暑，上蒸下煮”，标志着全国多地正式进入了高温炎热的夏季模式。此时，阳光炽热，气温攀升，人们即使没有进行剧烈活动，也会感到身体消耗巨大，容易产生疲劳感、心烦意乱以及困倦乏力等症状。这些现象从中医角度来看，是因为人体阳气外浮，导致中焦（指脾胃区域）功能相对减弱。

在炎热的夏季，孩子们往往比成年人更难忍受高温，主要是因为儿童的身体尚未完全发育成熟，他们的体温调节系统（如汗腺）不如成人那样高效。这意味着当外界温度升高时，孩子们可能无法像大人一样有效地通过出汗来散热，从而感到更加闷热和不适。要想有效地抵御酷热，首先需要做到的是静心。心静自然凉，这不仅是一种心理调节的方式，也是一种生理上的反应。当人处于平静的状态时，身体的各项机能都会随之放松下来，新陈代谢速度减慢，出汗量减少，从而达到降温的效果。因此，在一天中最热的时候——中午时分，建议进行短暂的午休，哪怕不感到困倦，也应当闭上眼睛休息片刻，让大脑和身体得到充分的放松与恢复。

除了通过调整心态来缓解高温带来的不适感外，合理搭配饮食同样至关重要。夏季里避免重口味，孩子要尽量减少吃零食（如辣条、薯片等），这样不仅有助于消化系统更好地运作，还能避免体内积热过多导致中暑等症状发生。具体来说，可以适当增加一些酸性食物

（如柠檬、山楂等）进入日常膳食中；同时，素食也是一个不错的选择，它们富含纤维素和其他有益成分，能够帮助清理肠道垃圾并促进排毒。此外，苦味食品如苦瓜、莲心等也具有清热解毒的功效，适量食用对健康大有裨益。

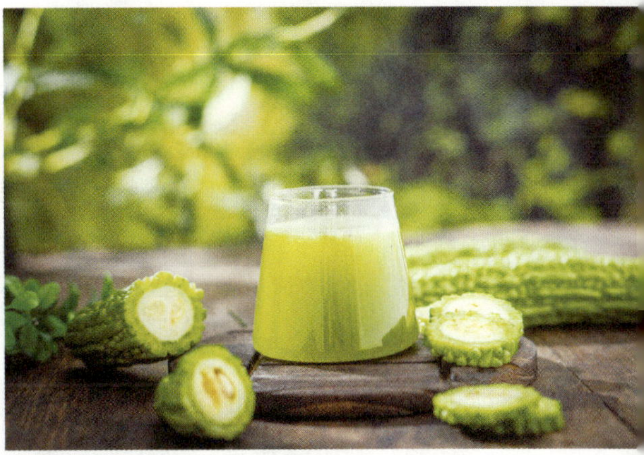

比如伏天里喝一杯茶饮也是一个很好的选择。不需要复杂的药材配方，简单的食材也能发挥出意想不到的效果。例如，姜枣膏和芡实茶都是很好的选择。姜枣膏由新鲜生姜与红枣慢火炖制而成，既暖胃又补气血；而芡实则具有健脾止泻、固肾涩精的功效，两者结合饮用不仅能帮助身体排出多余水分，减轻因湿热引起的不适感，还能够温养脾胃、调和阴阳，对于提升整体健康状态大有裨益。

为了进 步增强清凉感，还可以尝试制作或购买 些传统饮品，比如酸梅汤就是很好的选择。它不仅能迅速补充体内流失的水分，而且酸梅汤中所含的天然有机酸还能起到生津止渴的作用。

除此之外，夏季消暑，除了依赖空调和冷饮之外，其实还有很多传统且健康的调理方式可以帮助我们度过炎热的夏天。其中，适当出汗是一种非常有效的方法。每天用艾草饼煮水泡脚就是一个不错的选择。将艾草饼放入热水中煮沸后，待水温适宜时用来泡脚，每次泡 15 ~ 20 分钟至身体微微出汗为宜。这种方法不仅能够帮助促进血液循环，还能通过排汗带走体内多余的湿气与热量，让人感觉更加清爽。即使在没有开启空调的情况下，也不会感到特别闷热难耐，这正是阳气归根、体内平衡得到恢复的表现。

健脾养胃食疗方

西瓜翠衣粥

【原料】西瓜皮（去除外层绿色硬皮和红色果肉，只留下中间的白色部分）200 克、大米 100 克、冰糖适量

【做法】

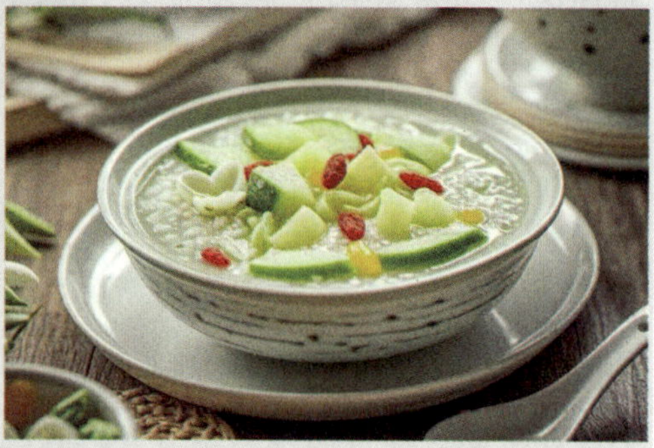

1. 将西瓜皮清洗干净后削去外层的绿色硬皮及内部的红色果肉，仅保留中间柔软的部分，切成小块备用。
2. 将大米淘洗干净后放入锅中，加入适量清水大火烧开转小火慢炖至米粒开花变软。
3. 待粥基本成型时加入切好的西瓜皮块继续熬制 10 分钟。
4. 根据个人口味加入适量冰糖搅拌均匀，直至完全溶解即可关火。
5. 稍微冷却后即可食用，夏季食用尤为清爽解暑。

功效

西瓜本身具有很好的清凉解渴作用，在炎热的夏天能够帮助人体降低体温，缓解因高温引起的不适感。西瓜含有大量水分以及钾元素，有助于促进体内多余水分排出，对于减轻水肿有一定好处，并且可以让人胃口大开。虽然主要食用的是西瓜皮部分，但其中仍然含有一定量的维生素 C 和其他微量元素，适量摄入对身体健康有益。

清炒芥蓝

【原料】芥蓝 300 克、大蒜 2 瓣（切片）、盐适量

【做法】

1. 将芥蓝洗净，去掉老根和粗大的茎部，留下嫩叶和嫩茎部分，切成小段。
2. 锅中加入适量的食用油，加热至油温适中。
3. 下入切好的蒜片，快速翻炒出香味。
4. 将切好的芥蓝倒入锅中，快速翻炒均匀，保持大火快炒。
5. 待芥蓝变色变软后，加入适量的盐调味，继续翻炒均匀即可出锅。
6. 炒至芥蓝熟透但仍保持脆嫩时出锅装盘。

功效

芥蓝中含有丰富的膳食纤维，有助于促进肠道蠕动，改善消化功能。芥蓝富含维生素 C 和其他多种维生素，能够增强身体免疫力，预防感冒等疾病。抗氧化，芥蓝中含有的硫化物具有很好的抗氧化作用，可以帮助人体清除体内的自由基，延缓衰老。

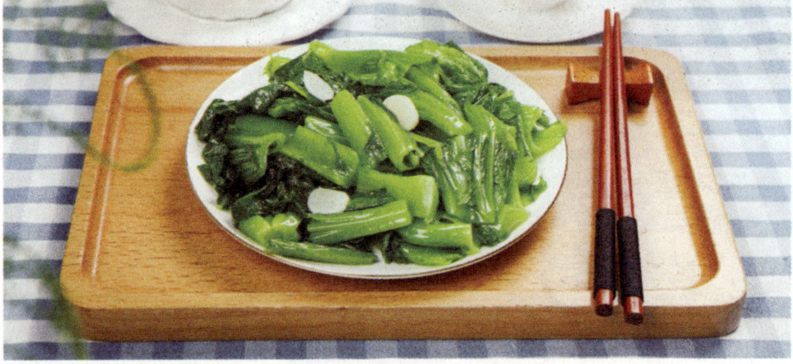

大暑　遇上三伏，适当出汗

大暑遇上三伏，这是一年中最炎热、最潮湿的时期。空气中弥漫着湿气，温度高得让人难以忍受。大人在这样的天气下，明显感到全身无力，一动就出汗，连吃饭都没有胃口。然而，小孩子却依然能够活蹦乱跳，精力旺盛。这究竟是为什么呢？

从中医的角度来看，大暑和三伏天是自然界中暑与热相蒸的时期。在这段时间里，人体容易受到热气的侵袭，导致气短无力、困乏等症状。这是因为高温环境下，人体会大量出汗以散热，而大量的汗液排出会带走体内的水分和电解质，进而影响人体的正常功能。同时，湿气也会对人体产生负面影响，尤其是对脾脏的伤害更为明显。脾主运化水湿，当湿气过重时，脾脏的功能就会受到影响，导致食欲

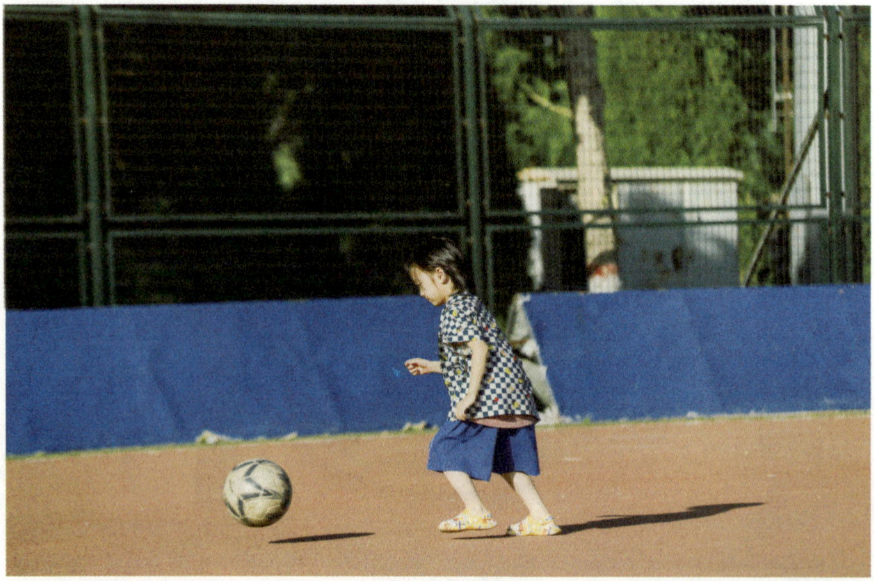

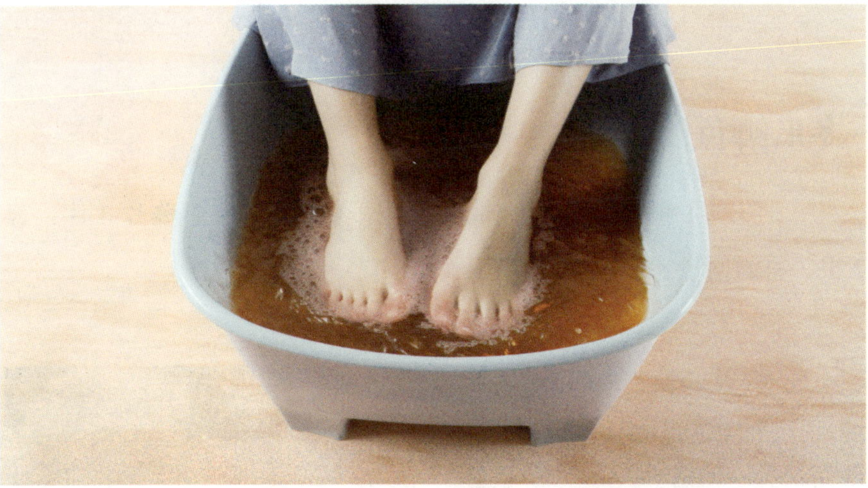

不振、消化不良等问题。

相比之下，小孩子的身体相对较为灵活，新陈代谢也更快。他们的皮肤较为娇嫩，汗腺发达，能够更好地调节体温。此外，小孩子的活动量较大，消耗的能量也更多，这使得他们能够更快地将体内的湿气排出体外。因此，即使在大暑和三伏天这样的极端天气条件下，小孩子仍然能够保持活力四射的状态。

另外，对于小孩子来说，他们的活动量通常比成年人大得多，通过玩耍和运动，他们能够自然地排出体内的湿气，从而减少因湿气积聚而引起的不适感。相比之下，成年人往往因为工作或其他原因长时间待在空调环境中，这不仅阻碍了体内湿气的排出，还可能因为温差过大导致寒气入侵，进而引发感冒或其他健康问题。因此，在这个特殊时期，建议成年人也要注意增加户外活动时间，比如快走、慢跑等轻度运动，或者采用传统方法（如用艾草煮水泡脚）来促进血液循环，帮助身体更好地调节温度与湿度。

健脾养胃食疗方

冬瓜鲫鱼汤

【原料】鲫鱼 1 条（约 500 克）、冬瓜 500 克、姜片 3 片、葱 2 根、料酒适量、盐适量

【做法】

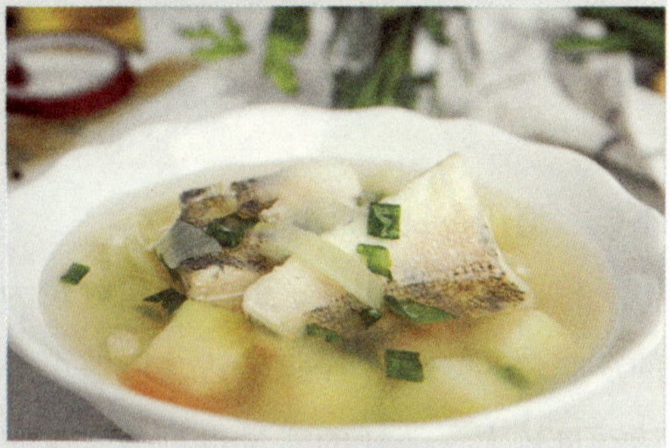

1. 鲫鱼去鳞、去内脏，清洗干净；冬瓜去皮切块；姜切片；葱切段。
2. 锅中倒入少许油，油热后放入鲫鱼，两面煎至金黄，加入料酒去腥。
3. 将煎好的鲫鱼放入砂锅或汤锅中，加入足量的清水，放入姜片和葱段，大火烧开后转小火慢炖。
4. 待鱼汤炖至奶白色时，加入冬瓜块，继续炖煮 20 分钟左右，直到冬瓜变软。
5. 根据个人口味加入适量的盐调味即可。
6. 将煮好的冬瓜鲫鱼汤盛出，撒上葱花提香，即可食用。

功效

鲫鱼富含蛋白质和多种维生素，有助于增强体质。利水消肿，冬瓜具有很好的利尿作用，对于水肿有一定的缓解作用。冬瓜性凉，适合夏天食用，有助于清热解暑。

薏米绿豆粥

【原料】薏米 100 克、绿豆 50 克、水适量（大约 1000 毫升）、适量的糖或盐

【做法】

1. 将薏米和绿豆分别清洗干净，然后用清水浸泡 2 小时以上，让它们充分吸水膨胀。

2. 将浸泡好的薏米和绿豆放入锅中，加入足够的水，大火烧开后转小火慢炖。

3. 在煮的过程中要不断搅拌，防止粘锅，并且使粥更加细腻。

4. 待粥煮至稠密，薏米和绿豆都熟透后，可以根据个人口味加入适量的糖或者盐进行调味。

5. 搅拌均匀后，即可关火，盛出享用。

功效

薏米具有健脾利湿、清热解毒的功效，适合夏季食用以帮助身体排出多余湿气。绿豆性凉，有利尿消肿的作用，对于水肿型肥胖有一定的帮助。

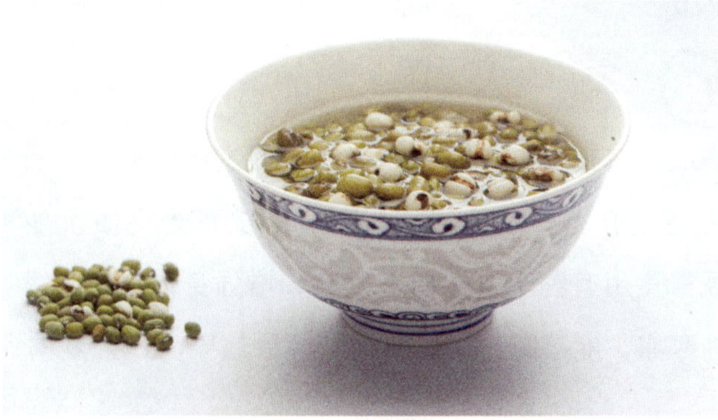

虾皮炒冬瓜

【原料】冬瓜500克，虾皮50克，大蒜3瓣，食用油、生抽、白糖各适量

【做法】

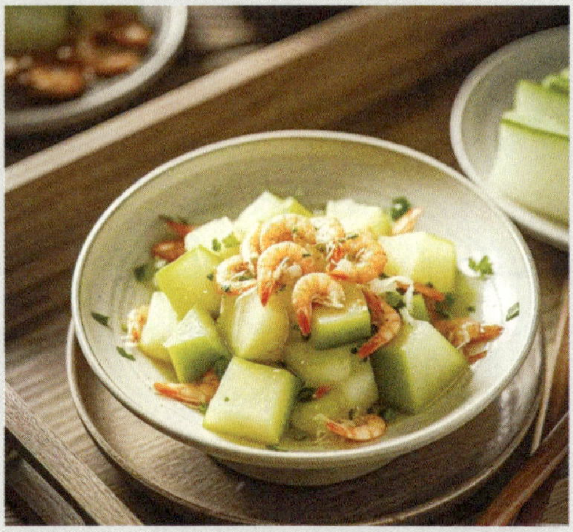

1. 将冬瓜去皮、去籽后切成薄片或条状；大蒜切片备用。
2. 锅中加入适量食用油，加热至微热时放入大蒜片爆香。
3. 将切好的冬瓜倒入锅中翻炒均匀，使其稍微变软。
4. 撒上虾皮继续翻炒，并加入生抽、少量白糖调味提鲜。
5. 根据需要可适当加些清水（水量以没过冬瓜为宜），盖上锅盖转中小火慢炖几分钟直至冬瓜完全熟透且入味。
6. 待汤汁浓稠后调整味道，最后开大火快速收干多余水分即可关火装盘享用。

功效

冬瓜含有丰富的钾元素，有助于促进体内多余水分排出，对于水肿型肥胖有一定的缓解作用。虾皮富含钙质及多种微量元素，经常食用有利于骨骼健康发育和增强身体抵抗力。中医认为冬瓜性寒凉，能够起到一定的清热解暑效果，适合夏季食用。

第三章

秋季篇

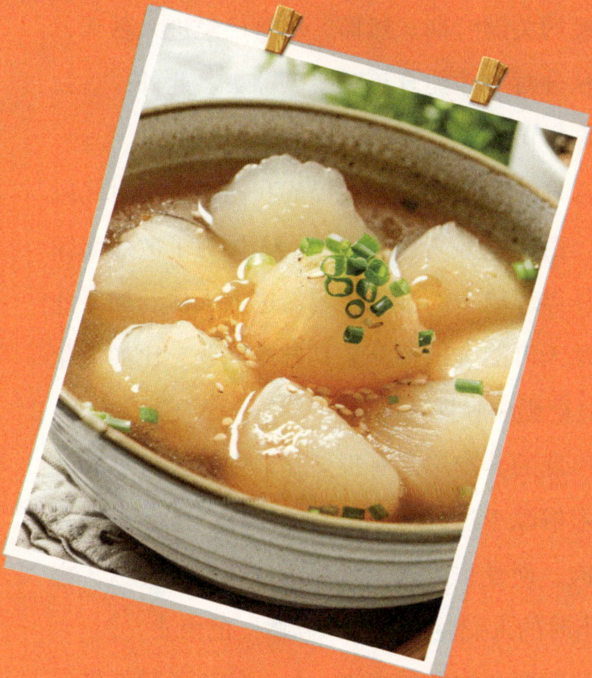

立秋　注意两大盲区，孩子健康成长

立秋是秋季的第一个节气，标志着阳气逐渐收敛、阴气慢慢增长，是阳气逐渐向阴气过渡的关键时期。然而，尽管已经进入秋天，天气依然炎热难耐，直到秋分时节才能真正感受到凉爽。此外，立秋后的八月通常是雨水较多的季节，空气中的湿气也随之增加。

俗话说“七月的风，八月的雨”，这句话提醒我们在这个时间段要注意防止湿邪侵袭身体。由于气温高且湿度大，人体为了散热而保持毛孔开放状态，这使得外界环境中的湿气更容易进入人体。如果此时不加以注意防护，到了秋天可能会出现一系列健康问题，比如消化不良、食欲不振等，严重时会影响脾胃功能。

立秋后，家长们容易出现的养护误区有很多，其中最为常见的就是盲目“贴秋膘”。这个习俗源于过去物质匮乏的时代，那时人们只有在逢年过节时才能吃到肉，而夏季天热人胃口不佳，缺乏食欲，容易导致营养不良。因此，当时的人们就有了“贴秋膘”的由头。

然而，随着社会经济的发展和物产的丰富，如今的孩子们已经处于一个能量过剩的状态。他们每天摄入的食物种类多样，营养充足，根本不需要在立秋后特别增加肉类食物来补充营养。相反，过度的肉类摄入反而可能对孩子的健康造成负面影响，尤其是影响肠胃功能和脾胃健康。

首先，秋天是阳气内收的季节，人体在这个时候需要的是收敛和调整。如果在这个时期给孩子大量食用肉类食物，就像是在体内的阳气上浇了一勺滚烫的热油，会导致孩子体内阳气过盛，出现咳嗽、积食甚至发热等症状。

其次，秋天也是容易引发秋燥的季节。过多的肉类食物会使孩子的肠胃负担加重，导致消化不良和便秘等问题。此外，肉类食物中的脂肪含量较高，长期过量摄入会增加孩子患肥胖症的风险。

因此，在立秋后，家长们应该摒弃盲目“贴秋膘”的观念，而应该根据孩子的实际情况进行合理的饮食安排。可以选择一些清淡易消化的食物，如蔬菜、水果、粥类等，以保持孩子的身体健康。同时，还可以适当增加孩子的运动量，促进新陈代谢和消化功能的正常运行。

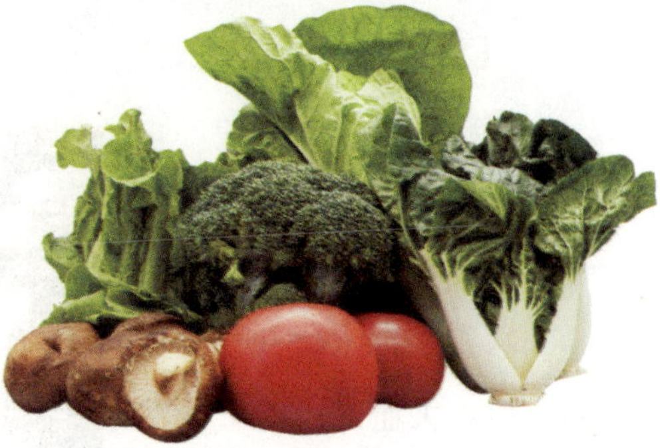

第二个误区，秋季孩子咳嗽时，许多家长会盲目给孩子吃止咳药。秋季是孩子咳嗽的高发期，这是因为秋季金气当令，中医认为，肺主气，主管呼吸。秋金入肺，肺气引着阳气上行，浊阴下沉。我们会总觉得口渴，总想喝水，水喝多了呢，身体的很多毒素自然会随着大小便排出去。身体健康阳气旺盛的人，会明显觉得秋天的大小便次数增多了。

除了大小便，我们的呼吸系统也可帮助身体排毒。很多孩子一进入秋天就干咳，或者流鼻涕，那么家长就要反思一下了，是不是夏天给孩子冰激凌吃多了，空调吹多了，寒气积在体内了呢？因此，秋天的时候，如果孩子出现咳嗽或者鼻炎，家长一定不要盲目地给他们吃止咳药，以免使本来应该让身体排出的代谢物积存在体内。我们可以通过饮食或是推拿的手法，帮助他们的肺发挥宣发肃降功能，使身体处于一个正常的循环状态，在心肺功能健康运转的前提下，再来给孩子健脾养胃，才能事半功倍。

健脾养胃食疗方

莲藕炖老鸭

【原料】老鸭1只（约1500克）、莲藕500克、姜片3片、葱2根、盐适量、胡椒粉适量

【做法】

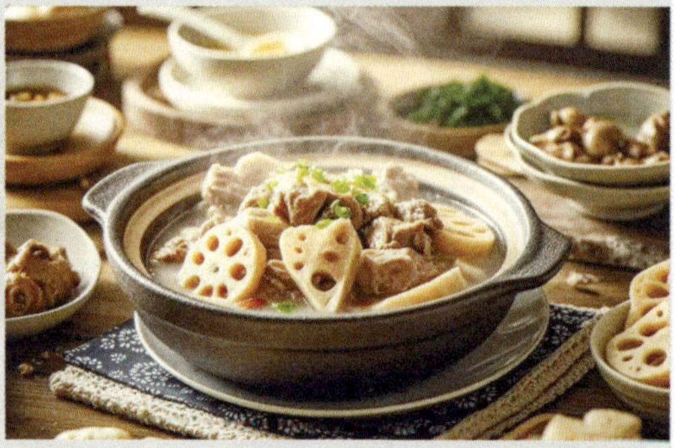

1. 将老鸭清洗干净，斩成块状；莲藕去皮切片或块备用。
2. 锅中加水烧开，放入鸭块焯水去血沫，捞出冲洗干净。
3. 锅中加入适量清水，放入焯好水的老鸭块、莲藕片、姜片和葱段，大火烧开后撇去浮沫，转小火慢炖约1.5小时至鸭肉熟烂。
4. 根据个人口味加入适量的盐和胡椒粉调味，继续炖煮几分钟让味道充分融合。
5. 最后撒上葱花点缀即可出锅。

功效

老鸭性凉味甘，具有滋阴补虚的作用；而莲藕则能清热生津，两者搭配炖汤可增强免疫力。莲藕中的膳食纤维有助于改善肠胃功能，促进消化吸收。莲藕含有丰富的维生素C和多种矿物质，对皮肤也有很好的滋养作用。

木耳山药

【原料】新鲜山药300克，干木耳50克，胡萝卜（可选）1根，青红椒（可选）各半个，大蒜3瓣，盐、生抽、香醋、芝麻油、白糖各适量

【做法】

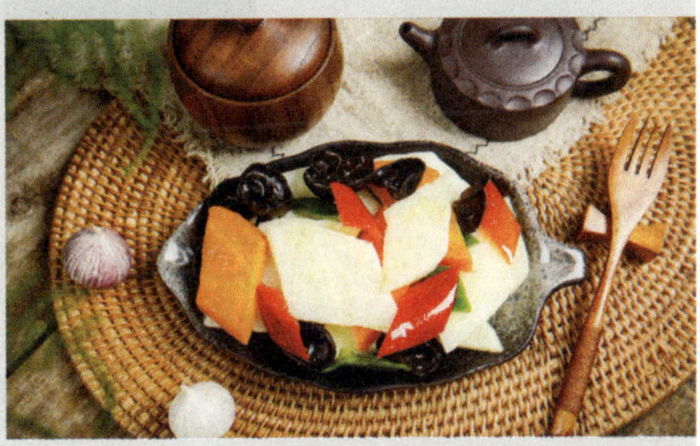

1 干木耳提前用温水泡发，去蒂洗净后切成小块；山药去皮切片或切条；胡萝卜和青红椒切丝或切片；大蒜切片备用。

2 锅中加水烧开，先放入山药片煮约2分钟后捞出过冷水沥干；再将木耳快速焯烫一下也捞出沥干水分。

3 热锅凉油，下蒜片爆香，接着加入胡萝卜片翻炒均匀，然后依次加入山药、木耳以及青红椒继续翻炒。

4 调入适量盐、生抽、香醋及少量白糖提鲜，快速翻炒均匀使所有食材充分吸收调料味道。

5 出锅前滴入几滴芝麻油增香，即可关火装盘。

功效

山药含有丰富的黏蛋白和多种氨基酸，有助于提高人体免疫功能。木耳富含膳食纤维，能够刺激肠胃蠕动，帮助消化，预防便秘。这道菜肴中的各种蔬菜含有维生素C等抗氧化物质，对皮肤有良好保养作用。对于气血不足的人来说，经常食用还能起到一定的滋补作用。

枸杞鸡蛋羹

【原料】鸡蛋 2 个，枸杞适量（约 10 克），水 300 毫升，盐、葱花各适量

【做法】

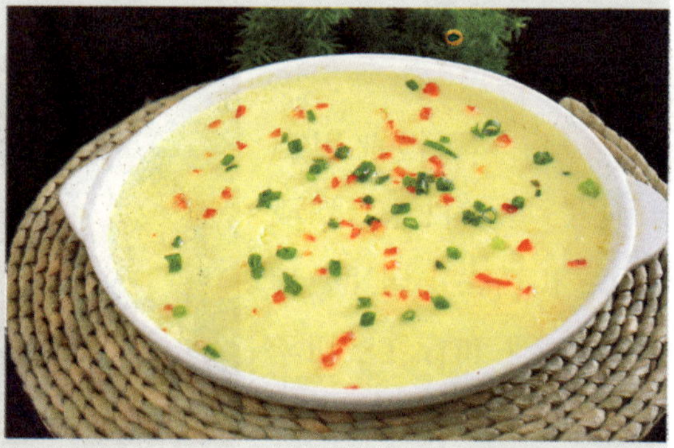

1 将鸡蛋打入碗中，加入少许盐，用筷子搅拌均匀。枸杞提前用温水泡软。

2 将打散的鸡蛋液慢慢倒入等量的水中，边倒边搅拌，使蛋液和水充分混合。

3 为了确保蛋羹口感细腻，可以将混合好的蛋液过筛一次，去除大的气泡和杂质。

4 将泡软的枸杞均匀撒在蛋液表面。

5 锅中加水烧开后，将装有蛋液的碗放入蒸锅中，大火蒸 10 分钟左右，直到蛋羹凝固成嫩滑的状态。

6 关火后稍微焖一会儿，让蛋羹更加稳定，然后取出，撒上葱花即可食用。

功效

枸杞具有滋补肝肾、明目的功效。鸡蛋富含优质蛋白质和多种维生素，有助于补充营养，安神养心，促进消化，鸡蛋羹质地柔软易消化，适合肠胃功能较弱的人群食用。

处暑　远离秋季腹泻，切记不要着凉

处暑，作为二十四节气中的第十四个节气，标志着炎热的夏季即将结束，秋天的脚步渐渐临近。此时斗指戊（西南方），太阳黄经达到150度，每年公历8月22日至24日交节。据《月令七十二候集解》记载：“处，去也，暑气至此而止矣。”这句话的意思是说，随着处暑的到来，持续了整个夏天的高温天气将逐渐消退，人们将迎来一个凉爽宜人的秋季。

然而，“一场秋雨一场寒”，初秋时节早晚温差增大，并且降雨量增多。这种气候特点使得湿寒之气更容易侵入人体内部，导致诸如秋季腹泻、感冒等疾病的发生，从而影响人的脾胃功能，尤其是孩子，他们的脾胃功能相对较弱。因此，在这个季节里，尤其是对于儿童而言，正确的养护措施显得尤为重要。家长应该根据天气变化适时调整孩子的穿着，避免着凉；同时注意饮食卫生，防止病从口入。

值得注意的是，虽然已经进入秋季，但实际上中暑的风险仍然存在。传统医学认为中暑分为阳暑和阴暑两种类型：前者多见于酷热无风的环境中长时间暴露于烈日之下；后者则是由于过于避热贪凉所致，如长时间吹空调、喝冷饮、夜间气温下降过快、突然遭遇冷空气刺激等所引起。特别是在处暑期间，由于白天仍然十分炎热而夜晚则相对寒冷，形成了一种独特的气候现象——“秋老虎”。这种情况下，如果不注意适当增减衣物或者过度依赖空调降温，就很容易受到阴暑的影响。

中医认为阴暑是“静而得之”“避暑乘凉得之”。阴暑通常由以

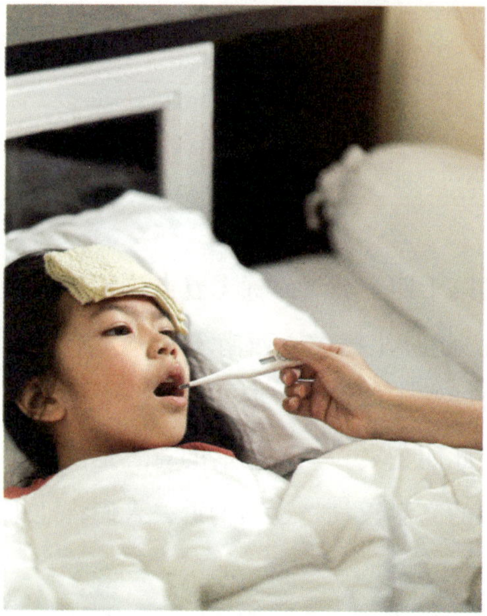

下情况引发：快速饮入大量冷开水或冰镇饮料，午休时、夜间睡眠吹风纳凉等。

阴暑症状——腹痛腹泻、全身酸痛、发热恶寒、恶心呕吐、神疲倦怠、低热等。无论大人还是小孩都需要注意。

秋雨过后，天气转凉，且经过一夏天的上蒸下煮，新湿旧湿一起夹击，祛湿绝对不能停。“脾为生痰之源，肺为贮痰之器”，此时湿气不去，就会为秋冬的肺部疾病埋下祸根。因此，在这个季节里，我们更应该注意预防和治疗阴暑。

第一，要避免过度饮用冷饮。虽然冷饮可以暂时缓解炎热的感觉，但过量摄入会导致胃肠道受到刺激，从而引发腹痛腹泻等症状。建议选择温开水或者适量的温热饮品来补充水分。

第二，要注意避免在午休时或夜间睡眠时直接吹风。虽然这样可以降低室内温度，但长时间暴露在空调风口下容易导致身体受凉，进而引发全身酸痛、发热恶寒等症状。可以选择使用风扇或者调整空调的温度和风速来保持舒适的环境。

第三，要保持良好的饮食习惯和作息规律。合理安排三餐时间，避免暴饮暴食和过度劳累。保证充足的睡眠时间，有助于提高身体的免疫力。

健脾养胃食疗方

胡萝卜汤

【原料】胡萝卜 2 根，洋葱 1 个，鸡肉 / 牛肉 200 克（可选），水适量（800 毫升），橄榄油、盐、黑胡椒、香菜、葱花各适量

【做法】

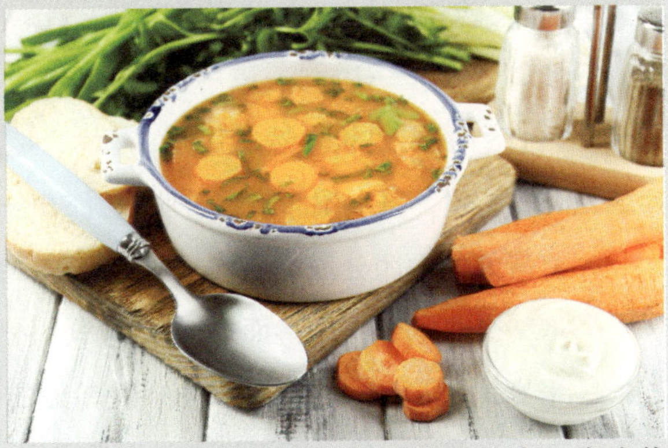

1. 胡萝卜去皮切块，洋葱去皮切丝，肉类洗净切小块。
2. 锅中加入橄榄油，加热后放入洋葱丝炒至透明，再加入肉块翻炒至变色。
3. 将炒好的材料倒入汤锅中，加入胡萝卜块和足量的水，大火烧开后转小火慢炖 30 分钟至材料熟透。
4. 根据个人口味加入适量的盐和黑胡椒调味，煮沸几分钟后即可关火。
5. 将汤装入碗中，可以根据喜好撒上一些香菜或葱花提香。

功效

胡萝卜含有丰富的 β – 胡萝卜素、维生素 C 和矿物质，有助于增强视力和提高免疫力。促进消化，胡萝卜中的膳食纤维有助于肠道健康，预防便秘。补充能量，肉类提供的高质量蛋白质，有助于身体恢复和维持肌肉健康。

山楂饼

【原料】面粉 500 克、山楂粉 100 克、水适量（250 毫升）、盐适量、糖适量

【做法】

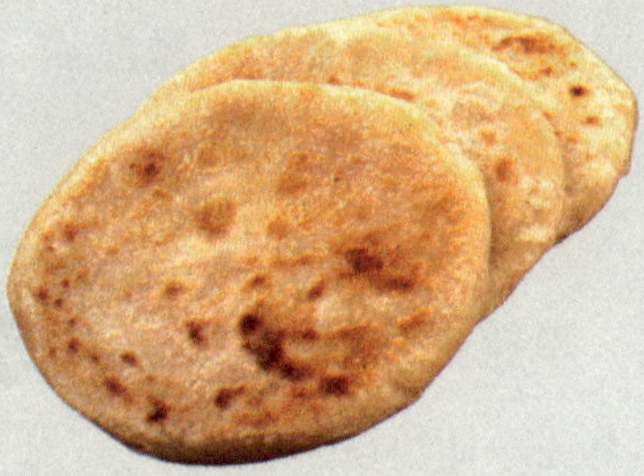

1 将面粉和山楂粉混合均匀，放入一个大碗中，加入少许盐和糖，慢慢倒入水，一边倒一边用筷子搅拌，直到形成絮状。然后用手揉成光滑的面团，盖上湿布或保鲜膜静置 30 分钟。

2 将醒好的面团分成大小均匀的小剂子，每个约 30 克。

3 取一个小剂子，用擀面杖擀成薄饼状，尽量擀得薄一些。

4 平底锅预热后，不放油，直接将擀好的薄饼放入锅中，小火烙至一面微黄后翻面，另一面也烙至微黄后出锅。

5 为了让山楂饼更加柔软，可以将烙好的山楂饼放在蒸笼里蒸几分钟。

6 山楂饼可以搭配各种蔬菜、肉类等食材一起卷食，常见的有京酱肉丝、炒豆芽、炒韭菜等。

功效

山楂饼主要由面粉制成，富含碳水化合物，是人体主要的能量来源之一。山楂中的膳食纤维有助于促进肠道蠕动，改善消化功能。搭配不同的蔬菜和肉类食用，可以补充多种维生素和矿物质，增强身体免疫力。此外，山楂还具有健胃消食、活血化瘀的功效，对于消化不良、食欲不振等症状有一定的缓解作用。

梨粥

【原料】新鲜梨1个（中等大小）、大米50克、水适量（500毫升）、冰糖适量

【做法】

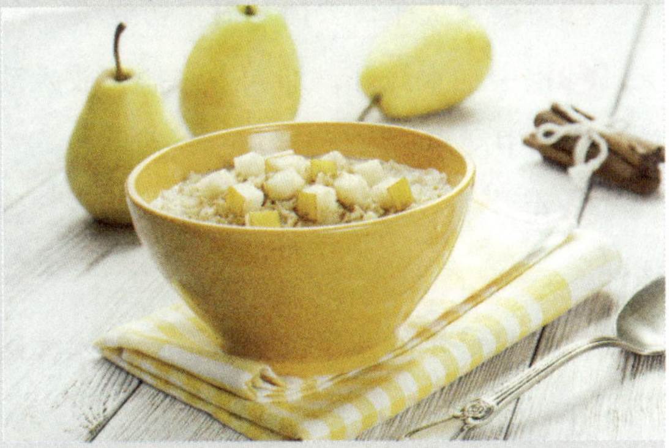

1 将大米提前清洗干净，用清水浸泡30分钟。将梨洗净后去皮去核，切成小块备用。

2 将浸泡好的大米和切好的梨块放入锅中，加入适量的水，大火烧开后转小火慢炖。

3 在粥快熟的时候，可以根据个人口味加入冰糖增加甜味。

4 待大米煮至软糯，梨块也煮至透明时即可关火出锅。

功效

梨含有丰富的水分和维生素，具有很好的润肺作用，适合干燥季节食用。梨性凉，有助于清热解毒，对于上火引起的咽喉不适有一定的缓解作用。补充营养，大米是碳水化合物的良好来源，能提供能量，而梨中的维生素C和其他微量元素可以提高身体免疫力。

芝麻菠菜

【原料】菠菜 300 克，白芝麻 15 克，大蒜 2 瓣，生抽、香醋、香油、盐各适量

【做法】

1. 将菠菜洗净，去掉老根，切成段。大蒜去皮，切成末。
2. 锅中加水烧开，加入少许盐，放入菠菜快速焯水，捞出后立即放入冷水中浸泡，以保持颜色鲜绿。
3. 在一个小碗中，加入生抽、香醋、香油和蒜末，搅拌均匀成调味汁。
4. 将焯好水的菠菜沥干水分，放入大碗中，倒入调好的味汁，撒上炒香的白芝麻，拌匀即可食用。

功效

菠菜含有丰富的膳食纤维，有助于促进肠胃蠕动，改善消化功能。白芝麻富含油脂和微量元素，能够滋养脾胃，增强体质。菠菜是铁质和维生素的良好来源，有助于预防贫血，增强身体免疫力。

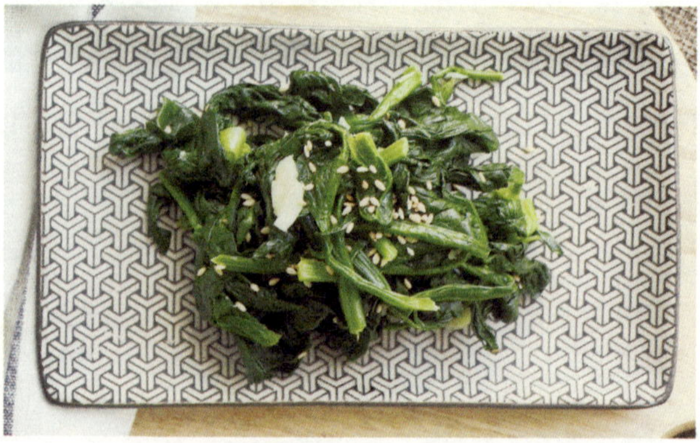

白露　健脾润肺做得好，孩子身体好

白露，是秋季的第三个节气。此时，清晨的露水是水汽在地面或近地物体上凝结而成的水珠。白露的到来预示着天气已经转凉，白天有阳光时天气尚热，但夜晚已有凉意。昼夜温差可达十多摄氏度。

俗语云："处暑十八盆，白露勿露身。"这两句话的意思是说，处暑仍热，每天须用一盆水洗澡，过了十八天，到了白露，就不要赤膊了，以免着凉。这句话提醒我们要注意季节变化，适时增减衣物，保持身体健康。

许多家长常常陷入一个误区，即认为保持孩子身体的温暖是预防感冒和疾病的关键。基于这样的认识，一些家长倾向于为孩子穿上厚重的衣物，甚至包括秋裤，以确保他们在寒冷天气中不会感到寒冷。然而，这种做法往往适得其反，不仅没有达到预期的保护效果，反而可能增加孩子生病的风险。

当孩子们穿着过多的衣物在学校或户外活动时，由于活动量大，他们很快就会出汗。如果汗水不能及时蒸发，孩子的皮肤会保持湿润状态，这会降低他们的体温调节能力。一旦遇到冷风或者出现温度骤降的情况，湿透的衣服就会使孩子感到更加寒冷，从而削弱了身体对外界变化的适应能力。此外，湿润的皮肤也更容易受到细菌和病毒的侵袭，增加了患感冒等呼吸道疾病的可能性，导致一系列的生理问题，如厌食、食欲不振等，长期如此，也会对脾胃功能造成损伤。

因此，正确的穿衣方法对于孩子来说至关重要，尤其是在秋季这个气温变化较大的季节。首先，我们需要明确的是，孩子的穿衣原则与成人相似，但考虑到他们的活动量通常比成人更大，因此更需要注重衣物的透气性能。孩子们在玩耍时往往会出汗较多，如果穿着过厚或不透气的衣服，容易导致身体过热甚至中暑。所以，在选择儿童服装时，应优先考虑材质轻薄、吸汗性好且易于清洗的产品。

其次，判断孩子是否需要增减衣物的一个简单有效的方法是观察其颈部温度。当感觉到孩子后颈处温暖但不潮湿时，说明当前着装合适；若感觉偏凉，则可能需要适当添加衣物以保持体温；反之，如果发现该部位过于闷热或有汗渍，则表明应该减少一些衣物来帮助散热。这种方法不仅适用于日常监测，也能快速应对天气突变的情况。

此外，“洋葱式”穿衣法则是一种非常实用的方法，特别适合于春秋两季。所谓“洋葱式”，即指采用多层次搭配的方式，如内穿短袖T恤外加一件薄外套等。这样既方便根据外界环境的变化随时调整穿着厚度，又能确保即使在较冷的天气里也能通过叠加多件轻薄衣物达到良好保暖效果。例如，在早晚温差较大的秋季早晨出门上学前，可以先给孩子穿上一件长袖衬衫加上针织背心，再套上防风外套；等到中午太阳出来后感到热了，就可以脱掉最外层的防风外套只保留里面两层继续活动。这种方式不仅能灵活适应不同时间段的温度变化，还能有效避免因频繁更换全套装备而造成的不便。

从中医角度分析，“肺开窍于鼻”，意味着呼吸系统与鼻腔之间存在密切联系。一旦肺部受到损伤（如长期处于干燥环境中），不仅会引起咳嗽等症状，还可能影响到大肠的功能运作，进而出现便秘等问题。因此，家长除了要注意适时为孩子增减衣物外，还需采取其他措施加强防护，比如定期开窗通风换气、使用加湿器调节室内湿度、尽量避免让孩子长时间暴露于污染严重的室外环境当中等。

健脾养胃食疗方

葛根猪骨汤

【原料】葛根 50 克、猪骨 500 克、姜片 3 片、枸杞适量、盐适量

【做法】

1. 将葛根洗净切片，猪骨清洗干净后飞水去血沫。
2. 在煲内加入适量清水，放入猪骨、葛根、枸杞和姜片，大火烧开后转小火慢炖 2 小时。
3. 根据个人口味加盐调味即可。

功效

葛根具有清热解毒、升阳止泻的功效，猪骨则能补充胶原蛋白，共同作用于脾胃，有助于改善消化系统功能，促进脾胃功能。

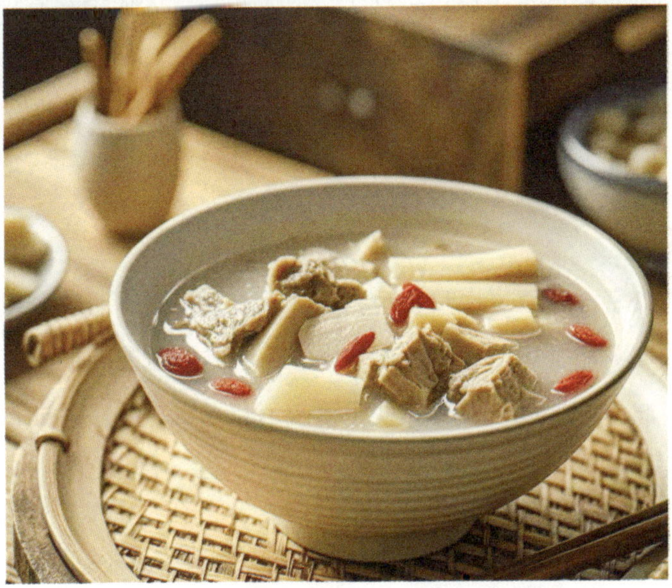

大枣烧猪蹄

【原料】猪蹄 2 只，大枣 10 颗，生姜少许，葱 2 根，料酒、生抽、老抽、食用油、香菜、盐、糖各适量

【做法】

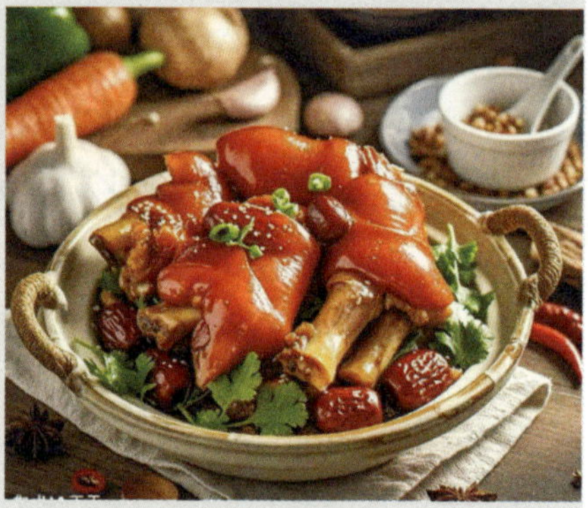

1. 猪蹄清洗干净，剁成块；大枣洗净备用。
2. 锅中加水，放入猪蹄块，加入几片姜和一些料酒，大火烧开后撇去浮沫，捞出猪蹄块沥干水分。
3. 锅中放少许油，加热后放入剩余的姜片和葱段炒香，然后加入猪蹄块翻炒至表面微黄。
4. 加入适量的生抽、老抽和糖继续翻炒均匀，使猪蹄上色。
5. 加入足够的水（没过猪蹄），放入大枣，大火烧开后转小火慢炖至猪蹄软烂入味。
6. 待猪蹄炖熟后，根据个人口味调整盐分，开大火收汁即可出锅，撒上适量葱花、香菜即可食用。

功效

猪蹄富含胶原蛋白和多种氨基酸，有助于滋养肌肤、强健骨骼；大枣则能补中益气、养血安神，两者结合可起到很好的滋补作用。此外，这道菜肴还有助于改善消化系统功能，促进食欲，适合脾胃虚弱者食用。

龙眼炒虾球

【原料】鲜虾仁 200 克，龙眼肉 100 克，葱、姜、蒜、盐、料酒、生抽、白糖、淀粉、食用油各适量

【做法】

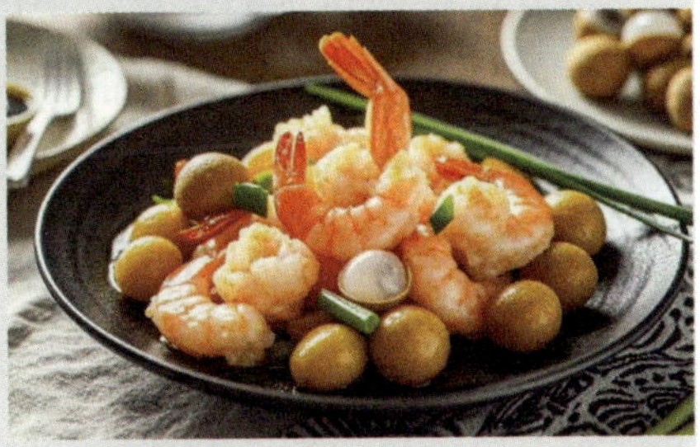

1. 将鲜虾仁去壳去肠线，洗净后用少许盐和料酒腌制 10 分钟。龙眼肉用清水冲洗干净备用。葱姜蒜切末备用。
2. 在虾仁中加入少量生抽、白糖和淀粉拌匀，让虾仁充分吸收调料的味道。
3. 锅中加入适量的食用油烧热，放入腌制好的虾仁快速翻炒至变色，捞出备用。
4. 在同一锅中留底油，加入葱姜蒜末爆香，然后加入龙眼肉翻炒均匀。
5. 将炒好的虾仁重新倒入锅中与龙眼一起快速翻炒几下，使两者味道融合。
6. 根据个人口味调整盐分，炒匀后即可出锅装盘。

功效

龙眼具有补益心脾、养血安神的功效，而虾仁则富含蛋白质和多种微量元素，有助于增强体力和提高免疫力。这道菜肴适合脾胃虚弱的人群食用，可以促进食欲，改善消化功能。同时，龙眼还含有丰富的维生素 C 和其他抗氧化物质，有助于抵抗自由基，保护身体健康。

秋分　防燥养肺是重点

秋分，作为秋季的中点，不仅标志着秋天的平分，也象征着白天和黑夜的均衡。然而，秋分的到来，黑夜的时长将逐渐超过白天，自然界的阴阳转换也在悄然进行。秋天是一个“燥”字当头的季节，空气中水分匮乏，大地呈现出一派干枯收敛的景象。在秋分之前，气候以温燥为主；而秋分之后，凉燥渐长，如果燥气过盛，就会转化为燥邪，对人体健康造成不利影响。

秋分时节，燥气逐渐旺盛，若体内正气不足，便容易感受邪气而生病。燥气与肺脏紧密相连，因为肺属金，与秋季相应。当燥邪侵袭时，首先受伤的就是肺脏，然后脾胃也会受损。在小朋友身上，这种影响尤为明显，表现为感冒、扁桃体炎、气管炎、鼻炎和肺炎等多种呼吸系统疾病。因此，秋分之后，我们就需要开始注重防燥养肺，以保护身体健康。

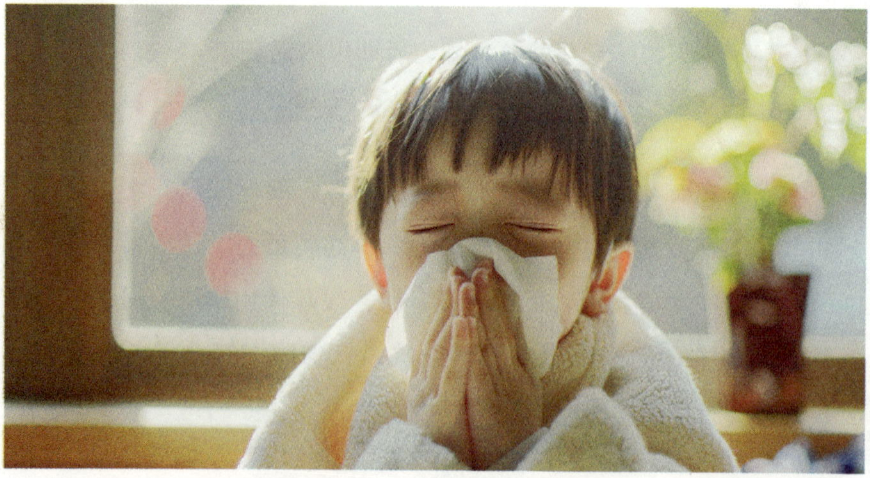

不要觉得肺部系统与脾胃系统是两码事，实际上，肺部疾病往往会导致氧气供应不足，从而影响消化系统的正常功能。

穿衣方面，要根据天气变化适时增减衣物，避免过早穿上厚衣服导致身体过热出汗过多，从而损伤津液。同时，也要防止穿着过少受凉感冒。选择透气性好、吸湿性强的棉质衣物，有助于保持皮肤干燥舒适。

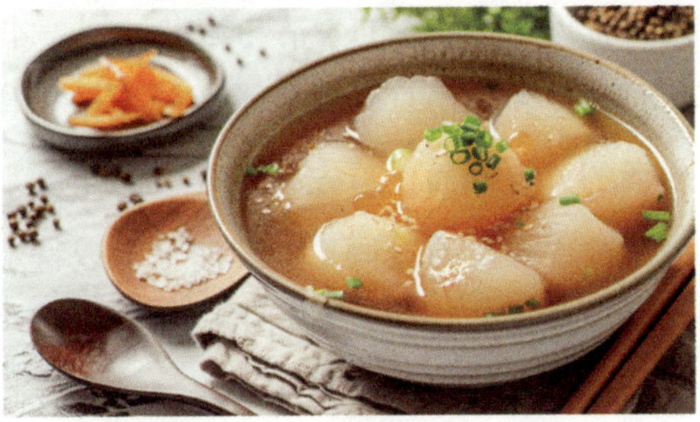

饮食调养是防燥养肺的关键。秋季是一个干燥的季节，孩子们在这个时期需要特别注意养阴生津。秋天的气候虽然凉爽宜人，但空气中的湿度较低，容易导致人体水分流失加快。因此，当孩子们在户外运动后大汗淋漓时，家长应及时为他们补充一些具有收敛作用和能够促进生津液的食物或饮品。例如，可以适当给孩子吃一些葡萄，因为葡萄不仅味道甜美，还含有丰富的维生素 C 和多种矿物质，有助于缓解秋燥带来的不适感；也可以熬制梨水给孩子饮用，梨性凉味甘，有润肺清热的功效。此外，大米汤也是一种很好的选择，它温和不刺激肠胃，易于消化吸收，能有效补充体内流失的水分。需要注意的是，在这个季节里寒凉性质的食物应该尽量少吃，以免加重身体的负担。

夜晚跑步适合作为孩子日常锻炼的方式。对于孩子们来说，晚上进行高强度的运动可能会影响睡眠质量，甚至对身体健康造成不利影响。因此，家长们应当调整孩子的作息时间，避免他们继续进行夜跑活动。取而代之的可以是散步、站桩练习、打羽毛球或者放风筝等较为轻松愉快的户外活动。这些运动既能增强体质又不会过于劳累，

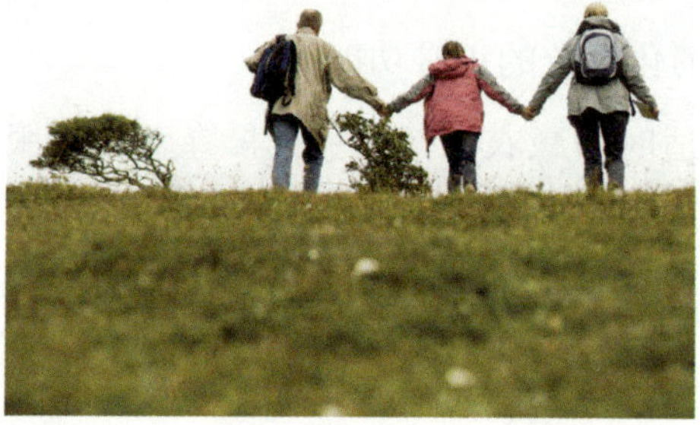

非常适合秋天这个季节。特别是利用周末的时间带孩子去爬山，不仅可以享受大自然的美好风光，还能通过深呼吸来达到净化肺部的效果，这对于提高免疫力也有积极作用。总之，合理安排秋季的生活与运动计划，才能更好地保护孩子的健康。

肺在人体中具有极其重要的地位，其功能和作用贯穿于我们日常生活的方方面面。首先，从呼吸的角度来看，人的正常呼吸活动主要由肺来主导。通过调息，即深呼吸或特定的呼吸练习，可以有效地清理肺部积聚的杂质，滋润干燥的呼吸道，并且有助于养护整个呼吸系统。这种调息方法不仅能够改善自身呼吸状况，还能促进血液循环，增强身体免疫力。

其次，在声音方面，《黄帝内经》中提道："肺者，气之本。"这主要强调肺主呼吸，是人体气机运行的基础。当我们说话或者唱歌时，实际上是依靠肺部产生的气流振动声带而发出声音。因此，保持肺部健康对于维护良好的嗓音条件至关重要。如果肺部出现问题，如感染、炎症等，则可能导致声音嘶哑，甚至失声。

在消化系统方面，尤其是大小便排泄过程中，肺同样扮演着不可或缺的角色。食物进入体内后经过消化吸收形成残渣（粪便），需要通过肠道排出体外。这一过程离不开肺的帮助——它通过调节体内气压差来控制大肠的收缩与放松，从而顺利完成排便。同时，尿液生成及排出也受到肺的影响，因为肺参与了体液平衡的维持工作。

健脾养胃食疗方

南瓜山药牛肉粥

【原料】南瓜 200 克、山药 100 克、牛肉 150 克、大米 100 克、水适量（1000 毫升）、姜片少许、盐适量

【做法】

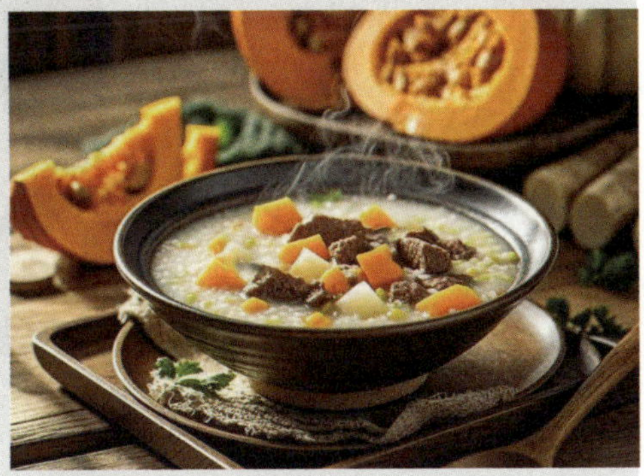

1. 南瓜去皮去籽后切成小块，山药去皮切段，牛肉洗净后切成小丁，大米提前清洗干净。
2. 将大米放入锅中，加入足够的水，大火烧开后转小火慢炖。
3. 当粥开始变得浓稠时，加入南瓜块、山药段和牛肉丁，继续小火煮至所有食材熟透。
4. 根据个人口味加入适量的盐进行调味，可以加入少许姜片提味。
5. 待所有食材煮熟软糯，粥体浓稠即可出锅享用。

功效

南瓜和山药都有很好的健脾胃作用，能够帮助改善消化功能，增进食欲。补充营养，牛肉富含高质量蛋白质和必需氨基酸，有助于身体恢复和肌肉生长。这道粥品结合了多种食材的营养，不仅味道鲜美，还能提供丰富的维生素和矿物质，有助于增强身体的免疫力。

肉糜洋葱西红柿

【原料】猪肉糜 200 克，洋葱 1 个（中等大小），西红柿 2 个，大蒜 2 瓣，生姜 1 小块，盐、糖、生抽、老抽、料酒、淀粉、植物油各适量

【做法】

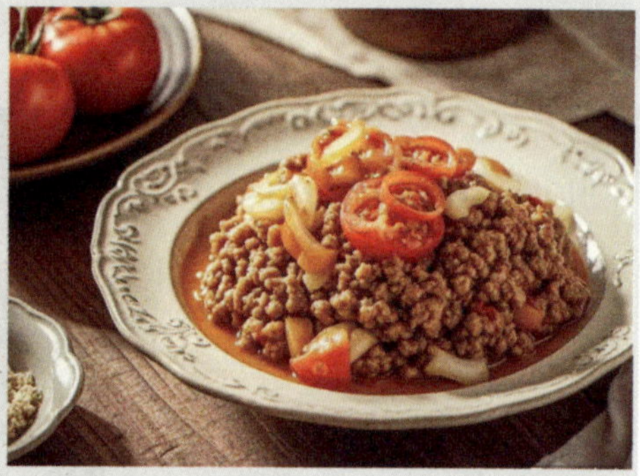

1. 洋葱去皮切丁，西红柿洗净后切成小块，大蒜和生姜去皮切碎。
2. 将猪肉糜放入碗中，加入盐、糖、生抽、老抽、料酒、淀粉和少量水，搅拌均匀后腌制 15 分钟。
3. 锅中倒入适量植物油，加热至五成热时，下入大蒜和生姜碎爆香，然后加入腌制好的肉糜翻炒至变色。
4. 将切好的洋葱丁和西红柿块加入锅中，继续翻炒均匀，直至洋葱变软西红柿出汁。
5. 根据个人口味调整盐分，炒至汤汁略微浓稠即可出锅。

功效

洋葱含有丰富的膳食纤维，有助于促进消化液的分泌，改善肠胃功能。西红柿富含维生素 C 和多种矿物质，能够增强身体免疫力，促进健康。猪肉富含优质蛋白质和必需氨基酸，有助于修复组织，增强体质。整体搭配不仅美味可口，还能有效促进消化吸收，适合脾胃虚弱的人群食用。

虫草鸽子汤

【原料】鸽子 1 只（约 500 克），冬虫夏草 5 克，姜片 3 片，枸杞、香菜、盐各适量

【做法】

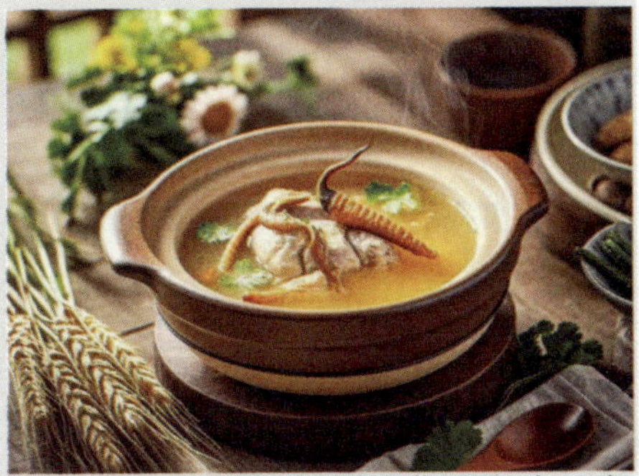

1. 将鸽子清洗干净，去除内脏和杂质。冬虫夏草提前用温水泡发，枸杞洗净备用。
2. 锅中加水烧开，放入鸽子焯水去腥，捞出冲洗干净。
3. 把处理好的鸽子、冬虫夏草、姜片一同放入砂锅或炖盅中，加入适量清水。大火烧开后转小火慢炖 1.5 至 2 小时。
4. 待鸽子炖至肉质酥烂时，加入枸杞继续煮 10 分钟，最后根据个人口味加盐调味，撒上适量香菜即可食用。

功效

冬虫夏草具有补肺益肾的作用，而鸽子肉则性质温和，易于消化吸收，两者结合能够帮助改善脾胃虚弱的情况。冬虫夏草富含多种氨基酸及微量元素，有助于提高人体免疫功能；同时，鸽子肉也是优质蛋白质的良好来源。长期适量食用此汤品对于身体虚弱、病后恢复期的人群有很好的辅助治疗效果。

寒露　再多一点滋阴润燥食物

每年公历的10月7日至9日，寒露节气如期而至。作为秋季的第五个节气，寒露是气候从凉爽逐渐过渡到寒冷的转折点。古人用“寒露寒露，遍地冷露”来形容这一时节的特点，形象地描绘了地面露水在夜间因气温下降而变得更加寒冷的情景，清晨时分更是寒气逼人。随着气温骤降，人们需要特别注意保暖，以防感冒和其他季节性疾病。

根据中医理论，“白露身不露，寒露脚不露”，强调了在这个季节里保护身体的重要性。此时正值春夏养阳、秋冬养阴之时，适当调整饮食与生活习惯对于维护健康至关重要。建议多食用一些具有滋阴润燥功效的食物，如梨子、银耳等，同时减少辛辣刺激性食物的摄

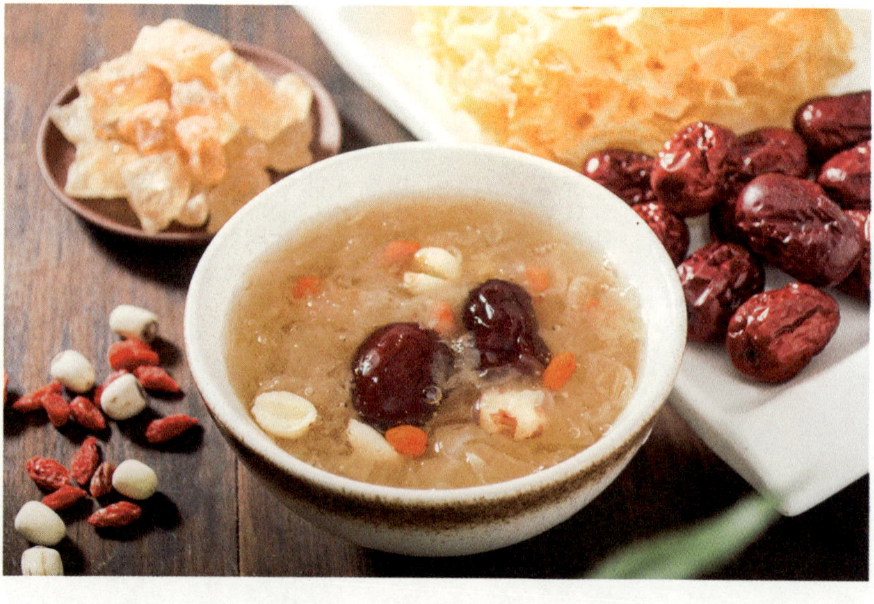

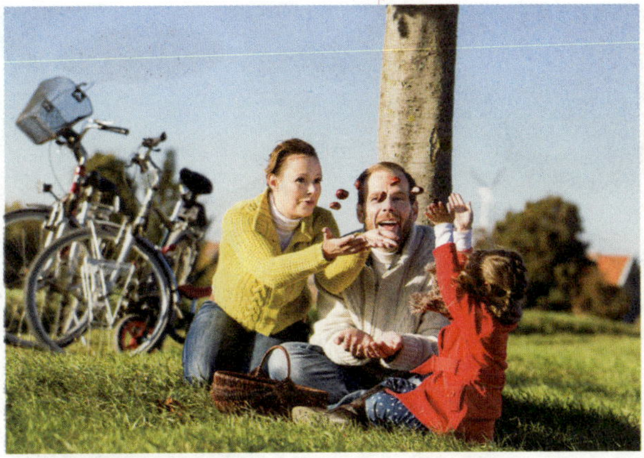

入，以帮助缓解因干燥引起的不适感，并促进肺部及胃部功能的良好运作。此外，适量增加户外活动时间，呼吸新鲜空气，也有助于增强体质，提高免疫力。

自然界中阴阳之气开始发生转变，阳气逐渐减弱而阴气逐渐增强。为了适应这种变化并保持体内阴阳平衡状态，除了注意饮食调养外，还应该注重精神层面的调节，保持乐观积极的心态面对生活中的挑战；同时也要合理安排作息时间，保证充足睡眠，避免过度劳累导致身体机能下降。通过这些综合性措施，可以更好地度过寒露这段由凉转寒的关键时期。

登高望远，自古以来就是文人墨客抒发情怀、陶冶情操的重要方式。在秋天这样一个天气晴朗、视野开阔的季节里，选择一处风景秀丽的山峰作为目的地，与家人或朋友一同攀登，不仅能锻炼身体，还能在到达山顶的那一刻享无与伦比的视觉盛宴——远处层峦叠嶂之间云雾缭绕，近处则是满目金黄或是火红的树叶装点着山川大地，让人顿感心旷神怡，所有的烦恼似乎都随着山风飘散而去。

随着寒露节气的到来，天气逐渐转凉，空气也变得干燥起来，许多孩子容易出现燥咳、大便变干以及口干舌燥等症状。仅仅依靠喝水并不能有效缓解这些问题，因此建议家长们为孩子们准备一些具有养阴清火、润肺功效的食物。

在众多食材中，莲藕被誉为“灵根”，其味甘性寒且无毒，是中医认为能够祛瘀生津的理想食材之一。《本草纲目》作者李时珍曾高

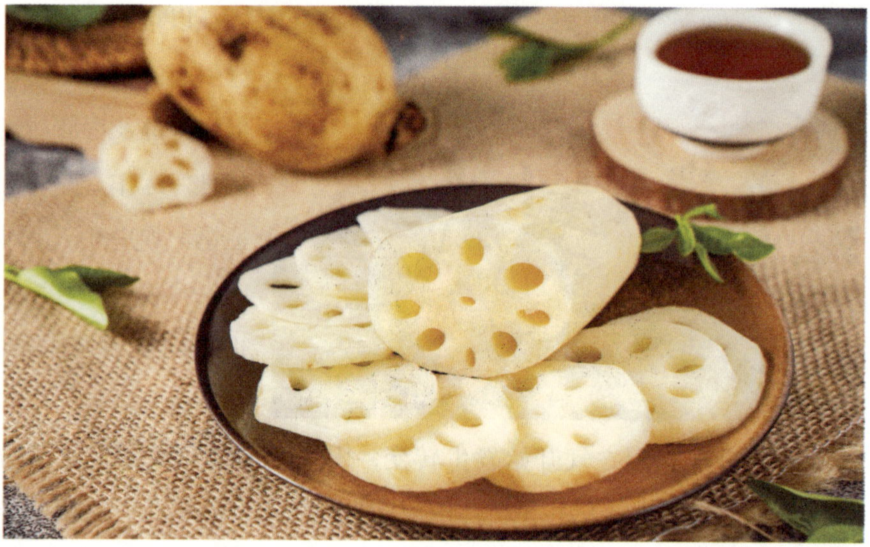

度评价它："女子三日不断藕，男子三日不断姜"，这句话反映了古人对于莲藕与生姜这两种食物在日常保健方面所持有的独特见解。根据传统说法，新鲜食用的莲藕有助于清热润肺、凉血消瘀；而经过烹饪处理后的熟藕则颜色由白转紫，不仅味道更加鲜美可口，还能健脾开胃、止泻益血，并且对安神健脑也有积极作用，是一种非常适合秋季食用的滋补佳品。

特别是当人体受到外界环境影响导致肺部产生过多燥热时，这些热量往往难以通过自然途径如出汗等方式排出体外，反而会在体内积累，影响食物的消化。此时适量饮用莲藕雪梨水不失为一种简单有效的养生方式。这款饮品结合了莲藕和雪梨两者的优点——前者负责清热解毒、促进血液循环，后者则擅长滋润喉咙、缓解咳嗽。两者相辅相成，共同作用于人体内部，从而达到良好的润肺滋阴效果。尤其对于那些表现出眼屎多、口气重、咽喉不适、嘴唇及舌尖发红、尿液偏黄或排便困难等特征的人来说，定期饮用此款汤水可以帮助改善上述状况，恢复身体健康。

健脾养胃食疗方

西芹南瓜炒百合

【原料】西芹 200 克、南瓜（去皮去籽）150 克、鲜百合 100 克、大蒜 2 瓣、植物油适量、盐适量

【做法】

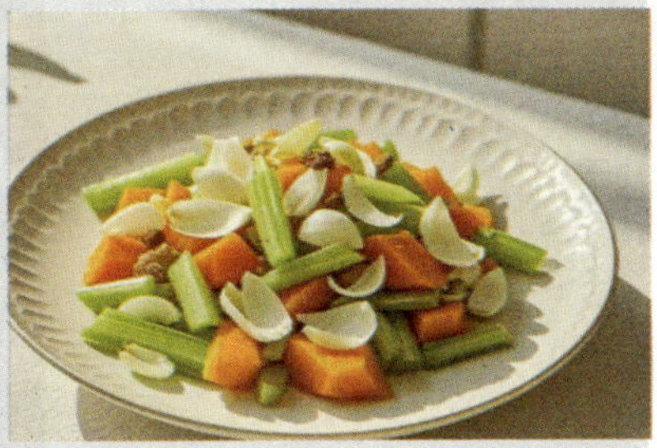

1. 西芹洗净后切成段，南瓜去皮去籽后切成小块，鲜百合剥开洗净，大蒜切片备用。
2. 将切好的西芹和南瓜分别放入沸水中焯水，西芹焯水 1 分钟后捞出，南瓜焯水约 3 分钟至半熟状态捞出，沥干水分。
3. 锅中加入适量的植物油，油热后加入大蒜片爆香，然后先加入南瓜块翻炒均匀，再加入西芹继续翻炒。
4. 待南瓜和西芹快熟时，加入鲜百合，快速翻炒几下，使百合断生即可。
5. 根据个人口味加入适量的盐调味，翻炒均匀后即可出锅装盘。

功效

西芹含有丰富的膳食纤维，有助于促进肠胃蠕动，改善消化功能；南瓜富含维生素 A 和钾元素，有助于保护胃黏膜，增强脾胃功能；百合具有润肺止咳、清心安神的功效，同时也能健脾胃。这道菜肴不仅色彩鲜艳，口感丰富，而且营养均衡。

红枣花生山药粥

【原料】大米 100 克、红枣 10 颗、花生 50 克、山药 100 克、糖或盐适量

【做法】

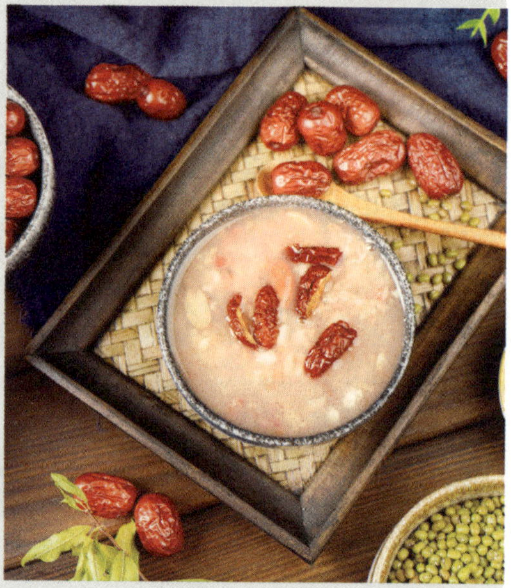

1 将大米提前清洗干净，浸泡 30 分钟；红枣洗净去核，山药去皮切块，花生提前浸泡。

2 将浸泡好的大米、红枣、花生和山药一同放入锅中，加入适量的水。

3 大火煮沸后转小火慢炖，其间不时搅拌防止粘锅，直至所有食材熟烂，粥体黏稠即可。

4 根据个人口味可以适量添加糖或盐进行调味。

功效

此粥具有很好的健脾胃作用，适合脾胃虚弱、消化不良的人群食用。补血养颜，红枣含有丰富的维生素 C 和铁质，有助于补血养颜。增强体力，山药富含多种氨基酸和微量元素，能够增强体质，提高免疫力。

虾仁蛋饺

【原料】新鲜虾仁 200 克、鸡蛋 4 个、食用油适量、盐适量、料酒少许、胡椒粉少许、葱花适量、姜末适量

【做法】

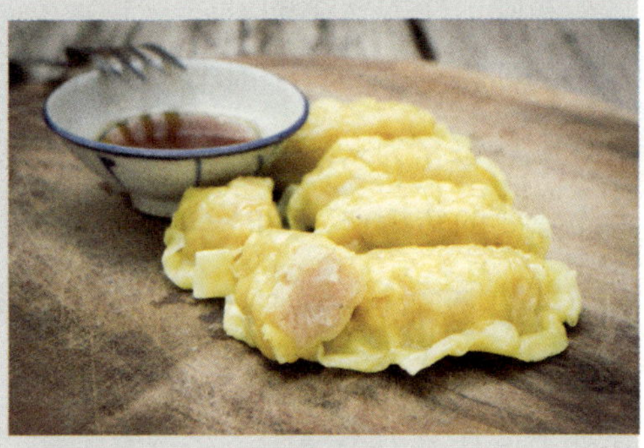

1. 将新鲜虾仁洗净，用少许盐和料酒腌制 10 分钟去腥增香。
2. 将腌好的虾仁切碎，加入葱花、姜末、盐、胡椒粉搅拌成馅料。
3. 将鸡蛋打入碗中，加入少许盐，用筷子搅打均匀。
4. 平底锅预热后，刷一层薄薄的油，倒入适量的蛋液，小火慢煎至半凝固状态。
5. 在半凝固的蛋皮上放上适量的虾仁馅料，然后对折蛋皮，边缘压紧封口。
6. 继续小火慢煎，直到两面金黄且馅料熟透即可出锅。

功效

虾仁富含优质蛋白质和多种微量元素，易于消化吸收，有助于增强脾胃功能。鸡蛋也是优质的蛋白质来源，含有丰富的维生素和矿物质，能够补充身体所需营养，增强体质。此外，虾仁蛋饺口感鲜美，能够刺激食欲，适合脾胃虚弱的人群食用。

霜降 外御寒，内清热

霜降，作为秋季的最后一个节气，标志着秋天的正式结束和寒冷冬天的即将到来。这个时节，自然界中的阳气逐渐收敛，万物准备进入休眠状态，为来年春天的到来积蓄力量。对于人体而言，霜降也是一个重要的转折点，此时养生的重点在于“外御寒，内清热”。

随着天气转凉，人们容易感到身体不适。孩子在这方面的表现会更为明显，比如上课注意力不集中、学习效率变差等。此外，由于空气变得干燥，眼睛干涩、喉咙疼痛以及嘴唇干裂等症状也变得常见。为了缓解这些不适感，建议适当增加室内湿度，并多喝水以保持身体水分平衡；同时，通过适当运动增强体质，改善睡眠质量，有助于提高精神状态与免疫力。

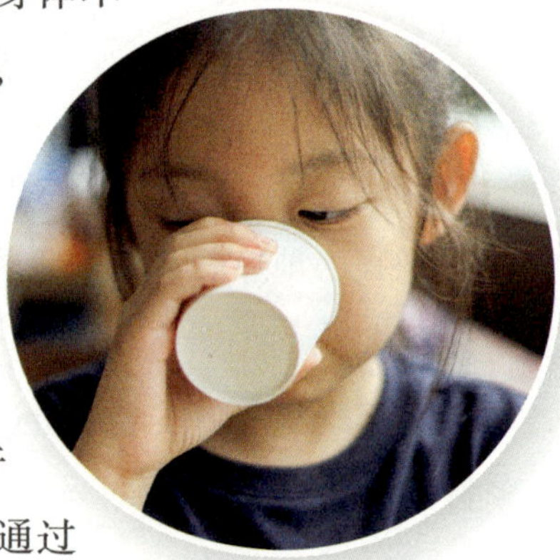

对于孩子来说，在霜降期间特别需要注意预防感冒等呼吸道疾病。因为气温变化较大时，孩子们的身体调节能力相对较弱，很容易因着凉而引发咳嗽等问题。家长应该根据气候变化及时给孩子增减衣物，保证其温暖舒适；饮食上则应注重清淡易消化，多吃富含维生素的食物如新鲜蔬菜水果，帮助促进消化吸收功能正常运作。

在这个季节里，无论是大人还是孩子，都需要特别关注身体的养护。根据中医理论，此时养生的关键在于养阴润肺、安神定志以及收敛阳气。民间有句谚语：“一年补透透，不如补霜降”，这句话充分说明了霜降对于人体健康的重要性。

可能会有朋友觉得，为什么要一直讲肺呢？难道肺和脾胃是一回事吗？

实际上，在中医理论中，从生理功能上看，脾胃是“后天之本”，负责消化吸收食物中的营养物质，转化为精微物质（气血），供给全身各脏腑器官使用。肺主呼吸，吸入自然界的清气，并与脾胃运化的水谷之气结合形成宗气，以维持人体生命活动所需的能量。因此，脾胃的功能正常与否直接影响到肺部能否获取足够的营养支持其功能发挥，同样，肺部的健康也会直接影响到脾胃的吸收功能。

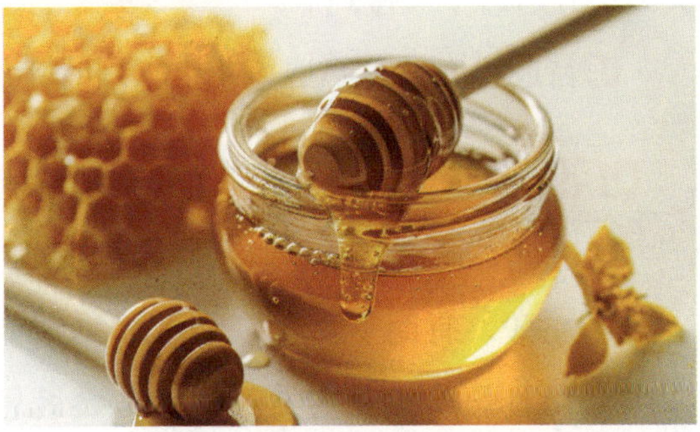

首先，防秋燥是霜降期间的任务。随着空气湿度降低，人们容易出现口干舌燥、皮肤干燥等问题。为了缓解这些症状，建议适量增加水分摄入，并食用一些具有滋润作用的食物，如梨、蜂蜜等。同时，保持室内适宜的湿度也很重要，可以通过使用加湿器来达到这一目的。

此时已经进入深秋甚至初冬，早晚温差较大时需注意保暖防止感冒。特别是对于儿童而言，他们的免疫系统尚未完全发育成熟，更容易受到寒冷刺激而引发疾病。家长应该根据气温变化及时为孩子增减衣物，避免着凉。

健脾养胃食疗方

莲藕花生肋排汤

【原料】肋排500克、莲藕300克、花生100克、姜3片、盐适量

【做法】

1. 肋排洗净后切块，莲藕去皮切片，花生提前浸泡去红衣。
2. 将肋排放入沸水中焯水，去除血沫和杂质，捞出冲洗干净。
3. 锅中加入适量清水，放入焯好水的肋排、莲藕、花生和姜片，大火烧开后转小火慢炖。
4. 待肋排和莲藕熟透、花生软糯时，加入适量盐调味即可。

功效

莲藕有清热凉血、健脾开胃的功效；花生富含蛋白质和不饱和脂肪酸，有助于滋养脾胃；肋排则能提供丰富的钙质和胶原蛋白，对骨骼健康有益。此汤适合脾胃虚弱、消化不良的人群食用。

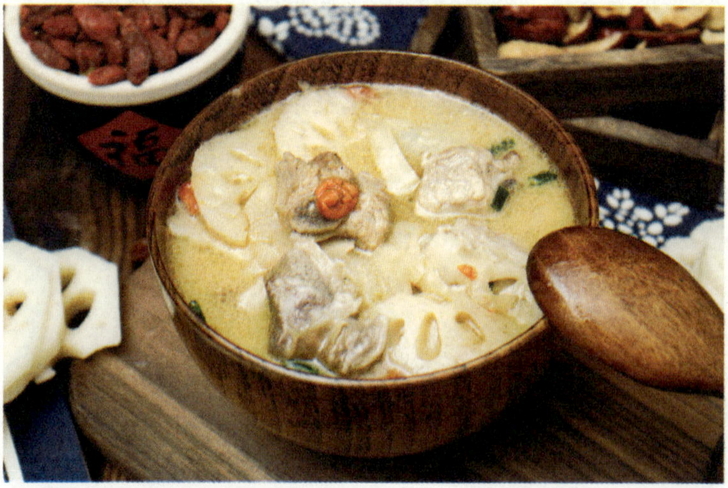

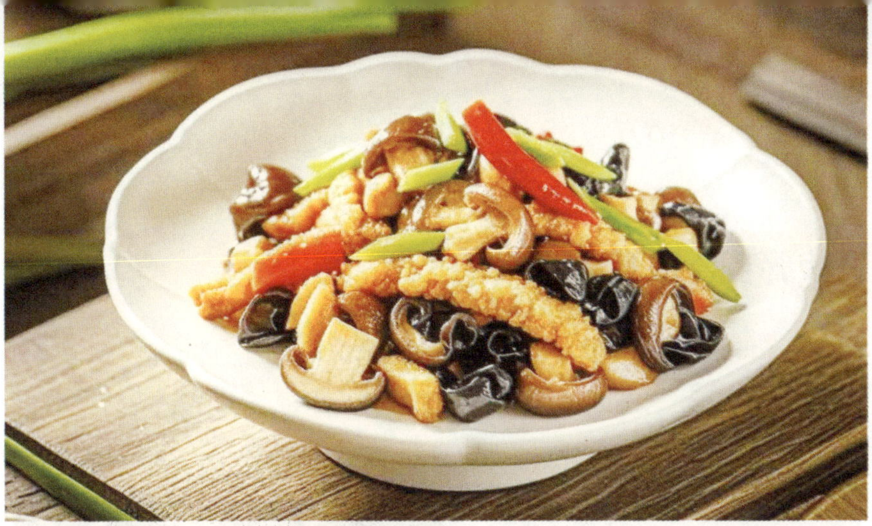

香菇木耳炒鸡柳

【原料】鸡胸肉 200 克，干香菇 5 朵，黑木耳 30 克，青红椒各 1 个，姜蒜、盐、生抽、料酒、淀粉、植物油各适量

【做法】

1. 干香菇提前用温水泡发，洗净后切片；黑木耳也提前泡发，洗净撕成小片；鸡胸肉切成细条，用盐、生抽、料酒和淀粉腌制 10 分钟；青红椒切丝，姜蒜切末备用。
2. 锅中加入适量植物油，油热后放入姜蒜末爆香，接着加入腌制好的鸡胸肉快速翻炒至变色。
3. 将泡发好的香菇和木耳加入锅中，继续翻炒均匀。
4. 根据个人口味加入适量的盐和生抽调味，翻炒均匀。
5. 最后加入青红椒丝，快速翻炒几下即可出锅。

功效

香菇和木耳都具有一定的健脾作用，能够帮助改善消化系统功能，促进食欲。鸡肉富含高质量蛋白质，有助于身体恢复和维护健康。这道菜不仅味道鲜美，而且营养丰富，适合全家人食用。

紫薯百合银耳羹

【原料】紫薯200克、干银耳30克、鲜百合50克、冰糖适量、水1000毫升

【做法】

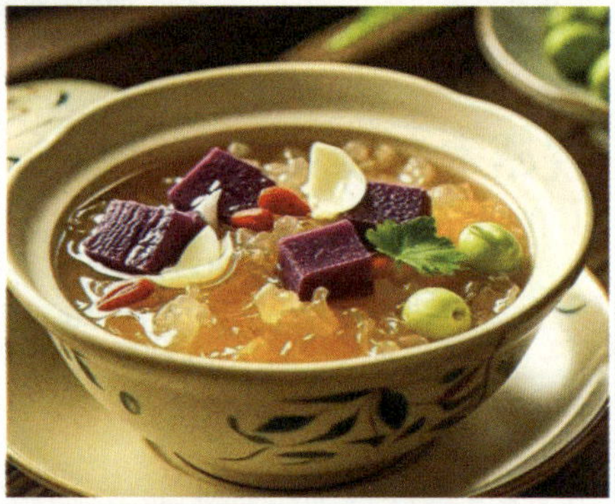

1. 将干银耳提前用温水泡发，去除黄色硬蒂，撕成小朵；紫薯去皮切成小块；鲜百合剥去外层薄膜，洗净备用。
2. 在锅中加入约1000毫升的水，放入泡发的银耳和紫薯块，大火烧开后转小火慢炖至银耳软糯、紫薯熟透。
3. 待紫薯快熟时，加入鲜百合和适量冰糖，继续小火煮至冰糖完全溶解，百合变软即可关火。
4. 将煮好的紫薯百合银耳羹稍微冷却后即可食用，冷热皆可。

功效

紫薯富含膳食纤维，有助于改善肠道功能，促进消化；银耳具有滋阴润肺、养胃生津的作用；百合则能清心安神、润肺止咳。这道甜品不仅口感丰富，还能帮助调理肠胃，适合脾胃虚弱的人群食用。

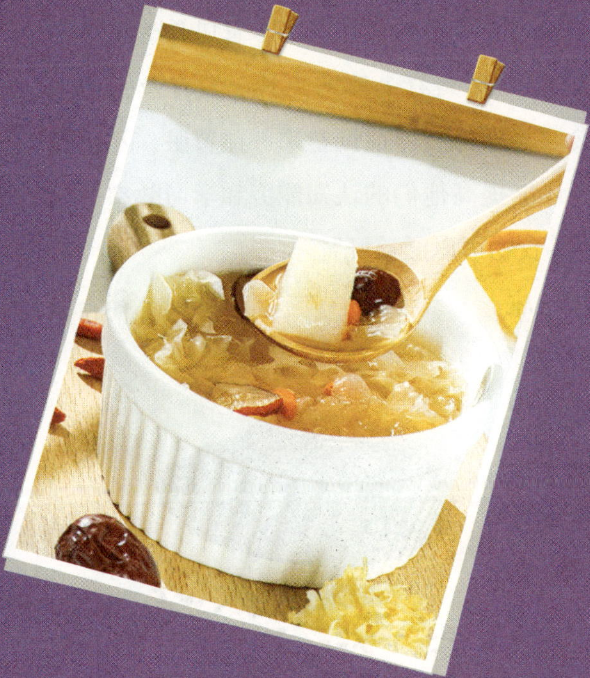

第四章 冬季篇

立冬 补肾藏阳，孩子才能更聪明

立冬，标志着冬季的开始，是自然界阴阳转换、万物收藏的关键时节。在中医理论中，冬季被视为养肾的最佳季节。肾脏作为人体的“先天之本”，其健康状态直接影响着个体的生长、发育及智力水平。因此，通过合理的饮食调养和生活习惯调整来补益肾脏，不仅有助于促进孩子身高的增长，还能提高他们的认知能力和学习效率。例如，适量食用黑芝麻、核桃等食物可以滋养肝肾。

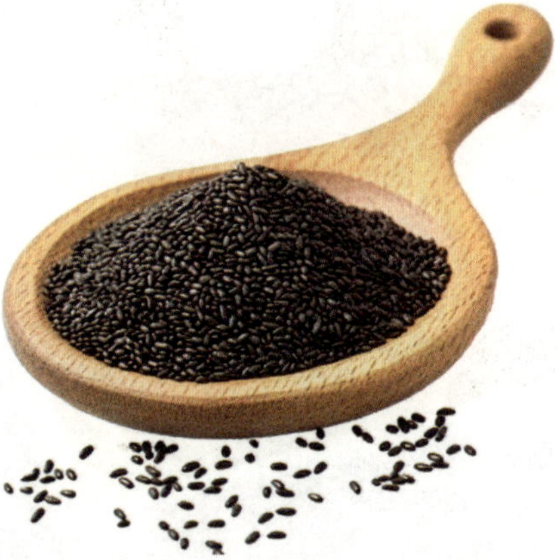

然而，值得注意的是，在注重补肾的同时也不能忽视对心脏健康的维护。虽然传统观念认为夏季更适宜养心，但在寒冷干燥的冬天里，由于室内外温差大以及空气湿度低等，人们往往容易感到情绪低落或烦躁不安，进而影响睡眠质量。此外，“心火”旺盛也会导致心血不足、肾水亏损等问题。因此，即使是在看似更适合静养的冬季，我们同样需要采取措施保护好自己的心脏功能，比如适当增加户外活动的时间以增强体质、学会放松心情减少不必要的精神压力等。总之，只有当身心两方面都得到充分照顾时，才能更好地度过这个充满挑战但又充满机遇的季节。

在中医理论中，小孩子被认为是处于肾精充足、阳气充沛的状态。这意味着他们的身体机能处于最佳状态，对于感兴趣的事情能够

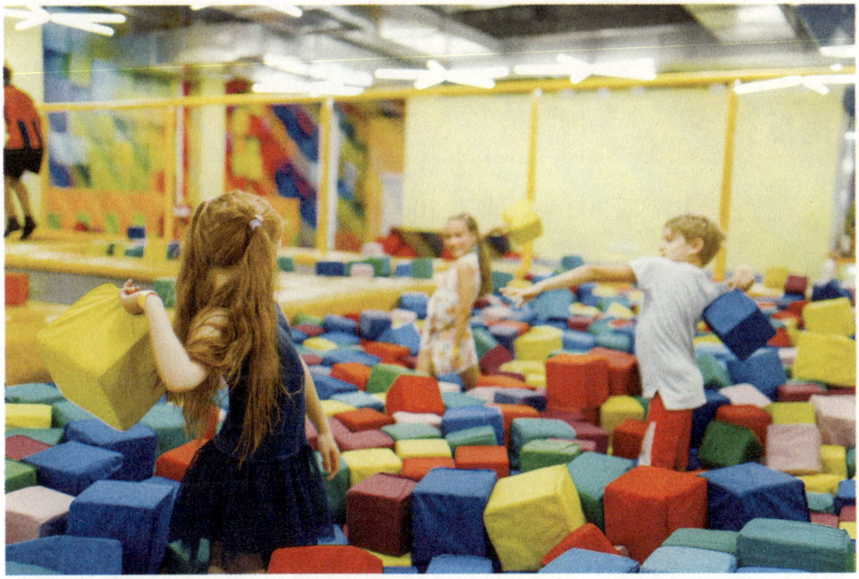

展现出极高的专注度。因此，家长们应该鼓励并支持孩子们的这种兴趣和爱好，不要频繁打扰他们的游戏或活动过程。比如，当孩子正在专心致志地看动画片或者玩玩具时，家长最好不要打断他们，让他们尽情享受这份乐趣，体验专注带来的成就感。这样不仅有助于培养孩子的耐心与毅力，还能促进其心理健康发展。

有一点需要注意，冬季由于气温低，孩子确实可能会减少户外活动，这可能会导致他们的新陈代谢和消化功能有所下降。积食是指食物在胃中停留时间过长，未能及时消化，从而引起腹胀、食欲不振等症状。因此，在冬季，家长更应该注重孩子的脾胃健康。

最后值得一提的是，《黄帝内经》中提道："肾者，主蛰，封藏之本，精之处也。"这句话强调了肾脏在人体健康中的重要性。具体来说，"肾主骨"意味着健康的骨骼依赖于强健的肾功能；"肾主智"，则表明大脑的思维能力和记忆力同样受到肾功能的影响。

健脾养胃食疗方

南瓜粥

【原料】南瓜 300 克、大米 100 克、水适量（750 毫升）、盐或糖适量

【做法】

1. 将南瓜去皮去籽，切成小块。
2. 将切好的南瓜块和洗净的大米放入锅中，加入适量的水。
3. 大火将水烧开，然后转小火慢炖。
4. 在煮的过程中，不时用勺子搅拌，防止粥底糊锅。
5. 继续小火慢炖，直到南瓜块完全熟透，粥变得浓稠。
6. 根据个人口味，可以加入适量的盐或糖进行调味。
7. 煮好后，将南瓜粥盛出，稍微冷却后即可食用。

功效

南瓜含有丰富的膳食纤维，有助于促进肠胃蠕动，改善消化功能。同时，南瓜中的果胶成分能保护胃黏膜，对于胃病患者有一定的缓解作用。南瓜粥主要由南瓜和大米制成，富含碳水化合物，是人体主要的能量来源之一。南瓜富含维生素 A 和 C，这些维生素对增强身体免疫力有重要作用。

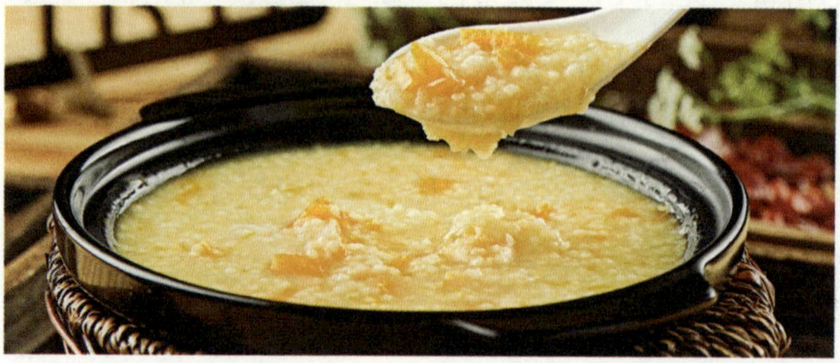

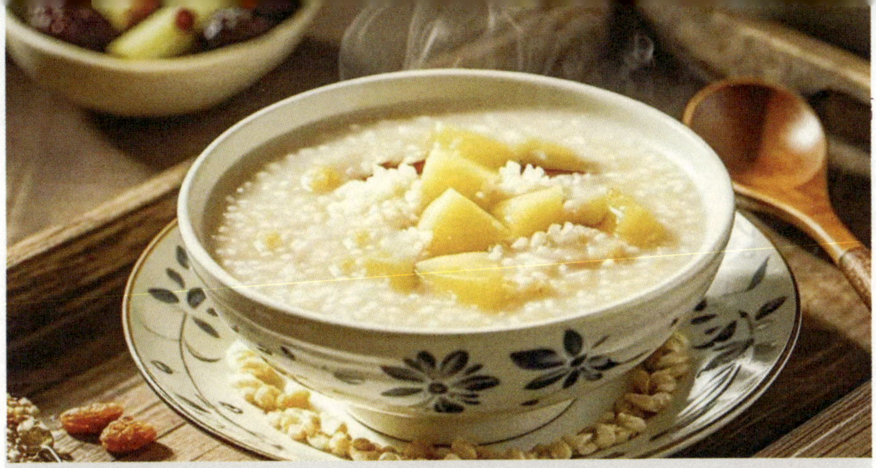

粳米甘蔗粥

【原料】粳米 100 克、甘蔗汁 500 毫升、水适量（1000 毫升）、盐或糖适量

【做法】

1. 将粳米提前清洗干净，浸泡 30 分钟；甘蔗去皮切段，用榨汁机榨取甘蔗汁。
2. 将浸泡好的粳米和甘蔗汁一同放入锅中，加入适量的水，大火烧开后转小火慢炖。
3. 在煮粥的过程中，要不时用勺子轻轻搅拌，防止粥底糊锅。
4. 待粳米煮至开花软烂，粥体变得浓稠即可关火。
5. 根据个人口味，可以适当加入少许盐或糖进行调味。
6. 将煮好的粳米甘蔗粥盛出，稍微冷却后即可食用。

功效

粳米性平味甘，归脾、胃经，具有补中益气、健脾养胃的功效；甘蔗汁甘甜润燥，有助于生津止渴，两者结合既能补充能量又能促进消化，适合脾胃虚弱、消化不良的人群食用。

白萝卜羊肉汤

【原料】羊肉 500 克、白萝卜 1 个（约 300 克）、姜 3 片、大葱 1 根、料酒少许、盐适量

【做法】

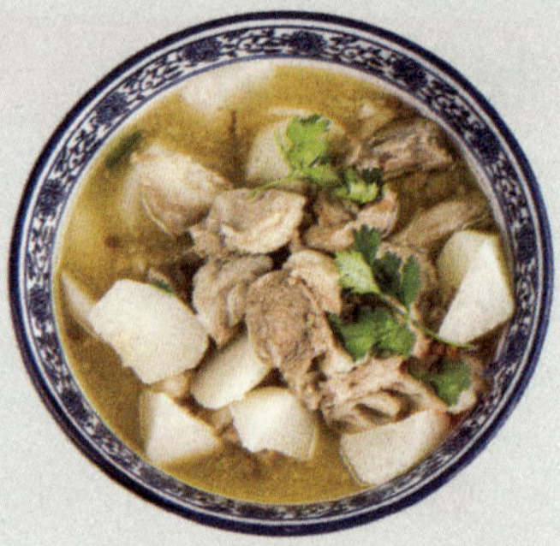

1. 将羊肉清洗干净，切成块状；白萝卜去皮，切成大块；大葱切段备用。
2. 锅中加水烧开，放入羊肉块，加入几片姜和少许料酒，大火煮沸后撇去浮沫，捞出羊肉洗净血水。
3. 另起一锅，加入适量清水，放入处理好的羊肉块，再次加入姜片和葱段，大火烧开后转小火慢炖。
4. 当羊肉炖至半熟时，加入切好的白萝卜块，继续小火慢炖至羊肉酥烂，白萝卜透明。
5. 根据个人口味加入适量的盐调味，煮沸几分钟后即可关火。
6. 将煮好的白萝卜羊肉汤盛出，撒上葱花提香，趁热食用。

功效

温中补虚，羊肉性温，有补肾壮阳、暖中祛寒的作用，适合体质虚弱、手脚冰凉的人群食用。促进消化，白萝卜含有丰富的膳食纤维和消化酶，能够帮助消化，减轻肠胃负担。增强免疫力，羊肉中的蛋白质和必需氨基酸含量高，有助于增强身体免疫力，抵抗疾病。

小雪　先清后补，健康成长少不了

小雪，作为二十四节气中的第二十个节气，标志着每年阳历 11 月 22 日或 11 月 23 日的到来，此时太阳运行至黄经 240 度。这个节气不仅是季节更替的一个重要节点，也是天地之间阴阳转换的一个关键时刻。“小雪”之名，源于此时天气逐渐转冷，雪花开始飘落，但降雪量还不大，故名“小雪”。它预示着寒冷冬季的正式到来，万物进入休眠状态，自然界呈现出一片静谧而庄重的景象。

在中国传统文化中，小雪不仅仅是一个气候上的转折点，更是指导人们如何调整生活方式、保持身体健康的重要依据。根据中医理论，“冬藏”是这一时期养生的关键。所谓“冬藏”，指的是顺应自

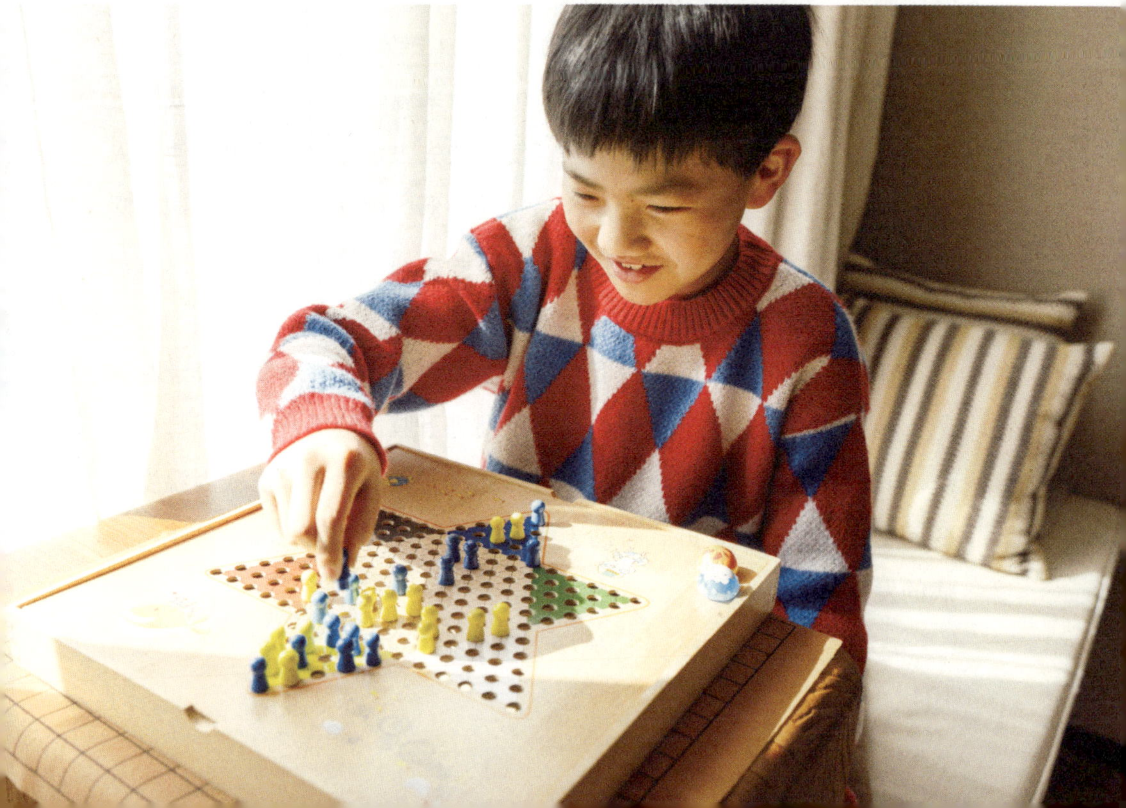

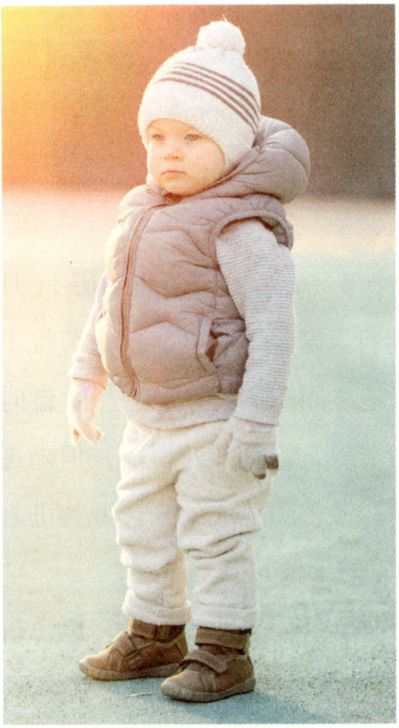

然界的变化规律，通过适当减少活动量、增加休息时间来保存体内能量，同时注意调节情绪，避免过度兴奋或者抑郁，以维护心理健康。此外，还要特别注意保暖防寒，防止因气温骤降而引发疾病。这些措施共同作用，有助于增强人体免疫力，抵御外界不良因素的影响。

颈部保暖是冬季养生不可忽视的一环，尤其是脖子后面的大椎穴，它是人体重要的穴位之一，一旦受寒，很容易引发感冒或其他疾病。因此，无论是室内还是室外，都应做好颈部的保暖工作，比如佩戴围巾、穿高领衣物等。特别是在冬季，室内外温差较大，更要注意适时增减衣物，避免大椎穴着凉。

虽然冬季使用暖气（或空调）可以带来温暖，但过度依赖或暖气温度过高，会导致室内空气干燥，使皮肤失去水分，同时也会使得人体的腠理（皮肤纹理）开泄，容易感受外邪。因此，建议适当调节暖气温度，保持室内温湿度适宜，并定时开窗通风换气，让新鲜空气流通，减少细菌滋生的机会。

穿衣保暖时，可以保持下半身的温暖，比如穿着厚实的裤子和袜子，晚上睡前用热水泡脚，这有助于促进下肢血液循环，增强身体免疫。同时，洗脸时使用温水而非过热的水，以避免脸部皮肤因温度骤变而受损。这种养护方式有助于维持身体的阴阳平衡，减少冬季常见病的发生。

健脾养胃食疗方

枸杞红枣乌鸡汤

【原料】

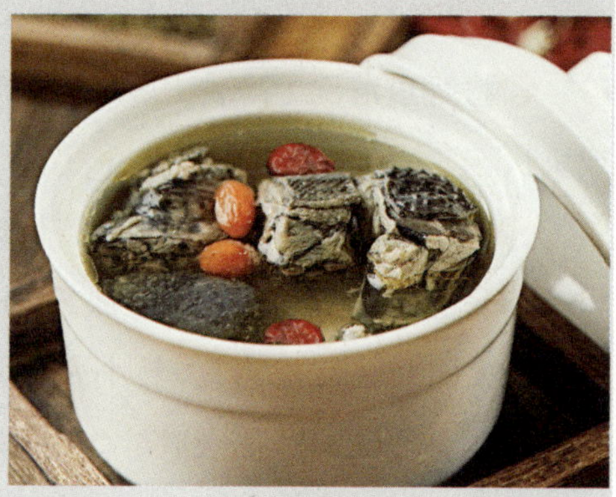

乌鸡 1 只（约 1200 克）、枸杞 15 克、红枣 8 ~ 10 颗、姜片 3 ~ 4 片、清水适量（2000 毫升）、盐适量

【做法】

1. 将乌鸡清洗干净，去掉内脏和杂质；枸杞和红枣用清水洗净备用。
2. 锅中加水烧开，放入乌鸡焯水去血沫，捞出后冲洗干净。
3. 将处理好的乌鸡放入砂锅或高压锅中，加入足量清水，放入姜片、枸杞和红枣。
4. 大火烧开后转小火慢炖，直至鸡肉熟烂，汤色浓郁。使用高压锅可根据设备说明调整时间。
5. 根据个人口味加入适量的盐进行调味即可。

功效

乌鸡性平味甘，有补中益气、健脾胃的作用，搭配枸杞和红枣，可以进一步增强其滋补效果。红枣富含维生素 C 及多种矿物质，有助于改善血液循环，促进皮肤健康。枸杞含有丰富的抗氧化剂，能够帮助提高身体的抵抗力。

莲藕鲤鱼汤

【原料】新鲜鲤鱼 1 条（约 500 克），莲藕 200 克，姜片、盐适量，葱段若干

【做法】

1. 将鲤鱼清洗干净，去除内脏和鱼鳞；莲藕去皮洗净，切成厚片或块状。
2. 锅中加水烧开后放入鲤鱼，快速焯水去腥，捞出备用。
3. 另起锅加入适量清水，放入处理好的鲤鱼、莲藕片、姜片及葱段，大火烧开后撇去浮沫，转小火慢炖至鱼肉熟透且莲藕变软。
4. 根据个人口味加入适量食盐调味，继续煮沸几分钟即可关火装盘享用。

功效

此汤品结合了鲤鱼与莲藕两种食材的特点。其中，鲤鱼性平味甘，具有利水消肿、滋补强身的作用；而莲藕则能够清热解毒、健脾开胃。两者搭配在一起不仅味道鲜美，而且对于改善脾胃虚弱引起的食欲不振等症状有一定的帮助。

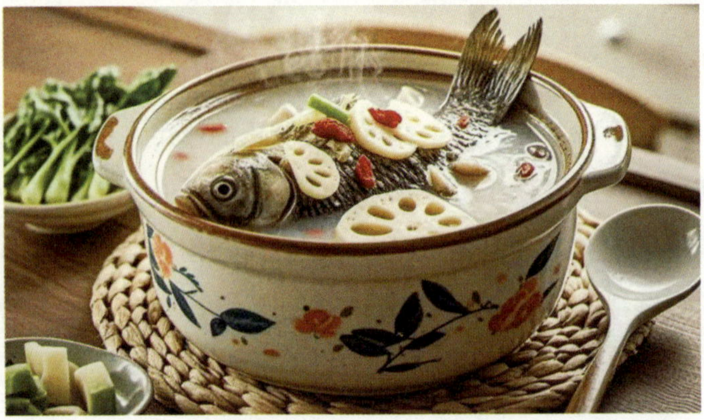

莲藕骨头汤

【原料】猪骨 500 克、莲藕 300 克、姜片 3 片、盐适量

【做法】

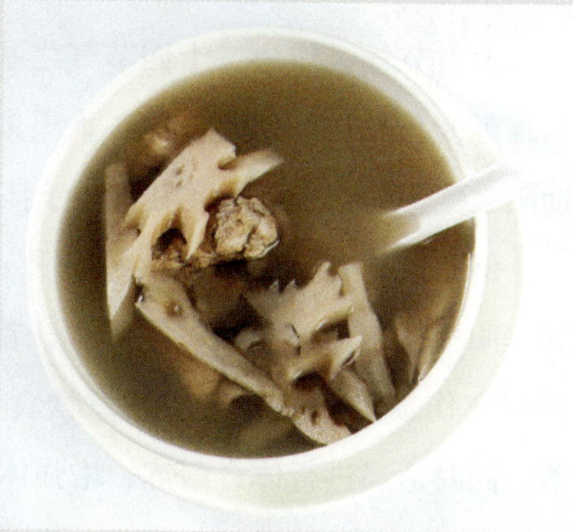

1. 将猪骨洗净，切成块状；莲藕去皮，切成厚片。
2. 将猪骨放入沸水中焯水，去除血沫和杂质，捞出后用清水冲洗干净。
3. 锅中加入适量清水，放入焯好水的猪骨和莲藕片，加入姜片，大火烧开后转小火慢炖 1 ~ 2 小时。
4. 根据个人口味加盐调味，继续炖煮几分钟让味道充分融合。
5. 撇去表面的浮油，将汤盛出即可食用。

功效

莲藕具有健脾开胃的作用，而猪骨则能补充胶原蛋白和钙质，有助于维护骨骼健康。此汤适合脾胃虚弱、消化不良的人群食用，可帮助改善食欲，促进身体健康。

大雪　助阳之藏，养阴之盛

大雪节气，作为二十四节气之一，与小雪节气一样，是反映气温与降雪变化趋势的重要节点。大雪期间，我们也应该顺应自然规律，助阳之藏，养阴之盛，尤其是对于孩子来说。

俗话说“春夏养阳，秋冬养阴”。所谓养阴，于大雪节气而言，即养阳气之伏藏。所以冬季养生，首先要多着衣，避寒邪，勿使阳气被阴寒伤损。此外，还应注意饮食调养，多吃温热食物以助阳气内敛；同时适当进行体育锻炼，增强体质抵御寒冷侵袭。

大雪节气应注重于“藏”，收藏阴精，使精气内聚，以润五脏。具体来说，可以通过调整作息时间保证充足睡眠来达到养阴的目的；还可以通过按摩穴位如涌泉穴、太溪穴等促进血液循环和新陈代谢。另外，保持心情愉悦也非常重要，避免情绪波动过大影响身体健康。总之，在这个特殊的季节里我们应该更加关注自身健康状态并采取相

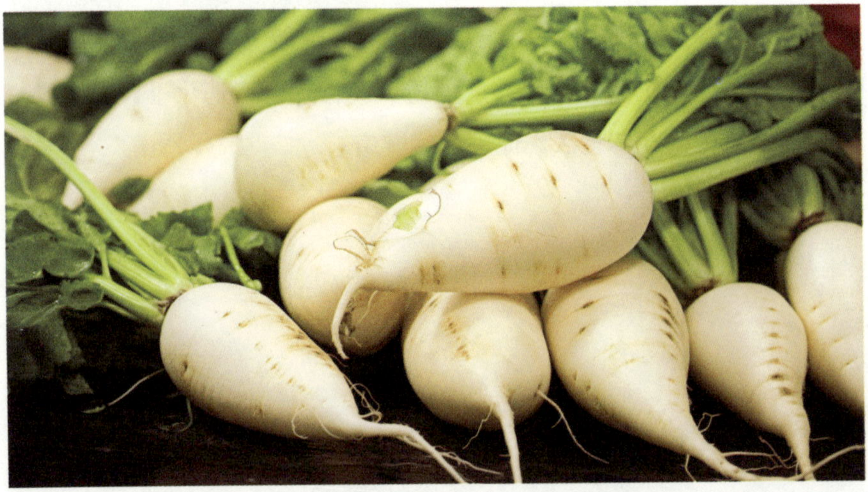

应措施加以维护。

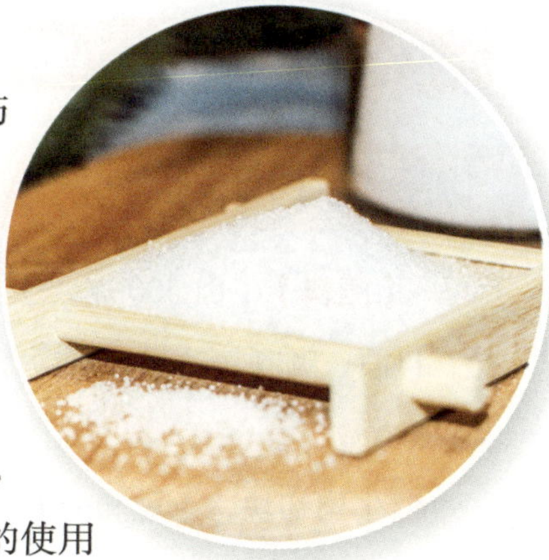

饮食方面应注意勿过咸。咸伤肾，过咸饮食会导致精亏于下，虚火上浮。长期食用过咸食物不仅容易上火，还会增加患高血压、中风等疾病的风险。特别是对于老人和孩子来说，更应该控制盐的摄入量。因此，在日常饮食中，我们应该尽量减少盐的使用量，选择清淡口味的食物。

除此之外，考虑到冬天室内通常会开启暖气或空调，导致空气变得异常干燥，这对孩子们娇嫩的身体来说是一个不小的挑战。因此，保持适当的水分补充尤为重要。建议家长们让孩子多喝粥类食品，大米汤和梨水等是既易于消化吸收又能滋阴润肺的好选择。通过这样的方式，不仅可以有效缓解因干燥引起的便秘问题，还能增强孩子的免疫力，让他们更加健康地度过每一个寒冬。

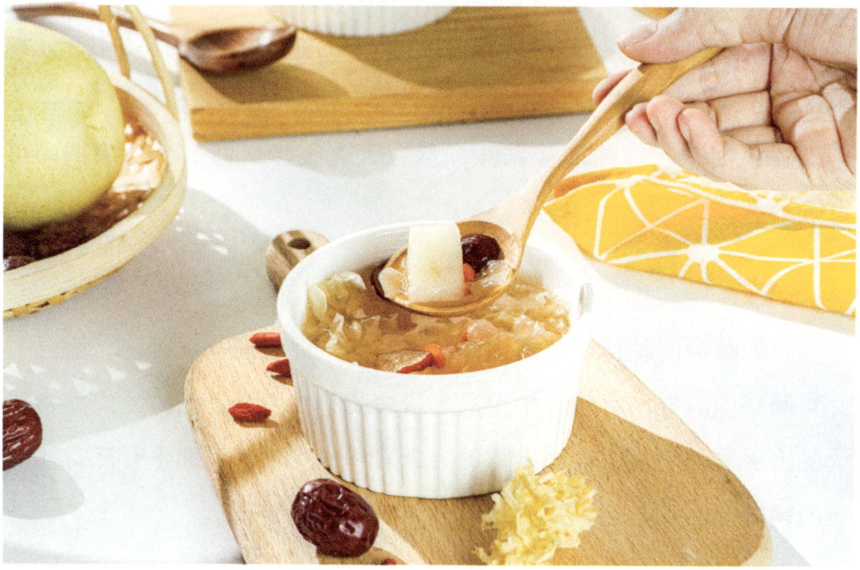

健脾养胃食疗方

咖喱炖牛肉

【原料】牛肉500克，土豆2个，胡萝卜1根，洋葱半个，油、盐、料酒、咖喱块适量

【做法】

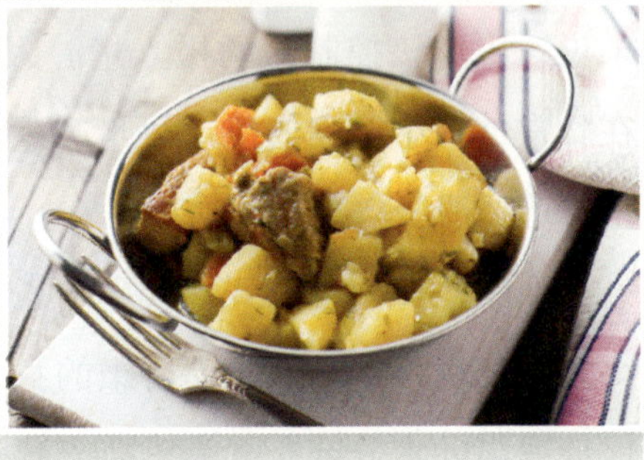

1. 牛肉切块，土豆和胡萝卜去皮切块，洋葱切丝。
2. 将牛肉放入冷水锅中，加入少许料酒，大火烧开后撇去浮沫，捞出牛肉备用。
3. 锅中加入适量油，加热后放入洋葱丝炒香。
4. 将焯好水的牛肉倒入锅中，加入足够的水，大火烧开后转小火慢炖。
5. 牛肉炖至半熟时，加入土豆和胡萝卜块，继续炖煮。
6. 待牛肉和蔬菜都炖熟后，加入适量的咖喱块，搅拌均匀，让咖喱完全溶解在汤汁中。
7. 根据个人口味加盐调味，然后大火收汁，直至汤汁浓稠即可出锅。

功效

咖喱中的香料如姜黄、肉桂等有助于促进消化液分泌，增强胃肠功能。提供营养，牛肉富含蛋白质和铁质，是优质的肉类食品；土豆和胡萝卜含有丰富的维生素和矿物质，有助于补充身体所需的营养素。

清蒸鳕鱼

【原料】鳕鱼 1 条（约 500 克），香菜 2 根，姜片、葱段、盐、料酒适量

【做法】

1. 将鳕鱼清洗干净，用厨房纸巾吸干水分。在鳕鱼两侧划几刀，便于入味。
2. 在鳕鱼上撒上适量的盐，放入姜片和葱段，淋上料酒，腌制 15 分钟。
3. 将腌制好的鳕鱼放在盘中，放入预热后的蒸锅中，大火蒸 8 ~ 10 分钟。
4. 蒸好后取出，去掉表面的姜片和葱段，放上香菜浇上热油即可。

功效

鳕鱼肉质细腻，易于消化吸收，有助于健脾养胃。补充营养，鳕鱼富含高质量的蛋白质和多种维生素、矿物质，对身体健康有益。鳕鱼中的膳食纤维有助于促进肠道蠕动，改善消化功能。

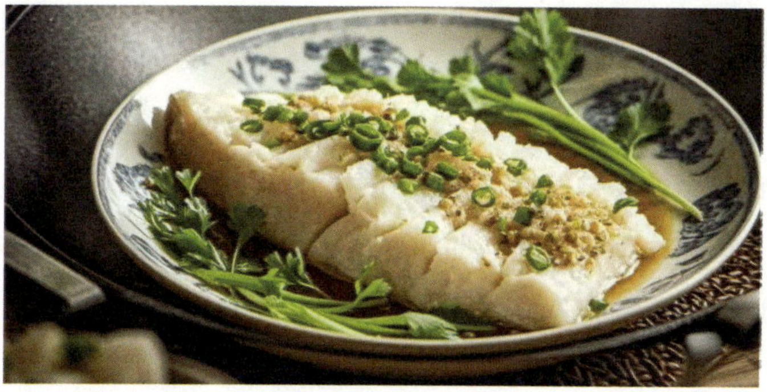

番茄炒牛肉

【原料】牛肉200克，番茄2个，洋葱1个，大蒜3瓣，生姜1小块，青椒1个，生抽、料酒、胡椒粉、淀粉、食用油、盐各适量

【做法】

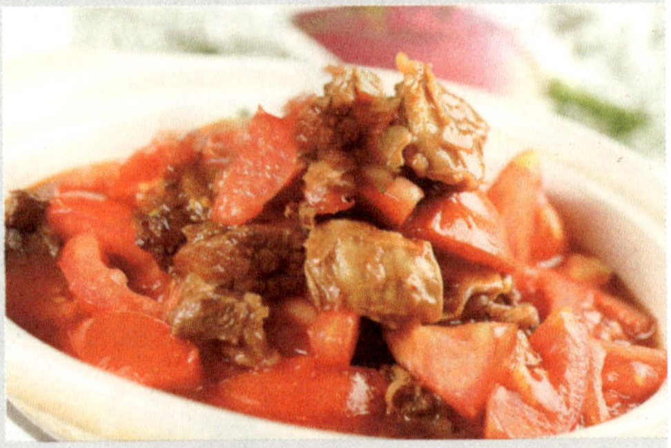

1. 牛肉切薄片，用少许生抽、料酒、胡椒粉和淀粉腌制10分钟。番茄切块，洋葱切丝，大蒜切片，生姜切丝，青椒切丝备用。
2. 锅中加入适量油，油热后放入腌制好的牛肉快速翻炒至变色，出锅备用。
3. 锅中留底油，加入大蒜片、生姜丝炒香，随后加入洋葱丝和青椒丝翻炒均匀。
4. 将切好的番茄块加入锅中，炒至出汁。
5. 将之前炒好的牛肉重新倒入锅中，与番茄、洋葱丝、青椒丝一起快速翻炒，加入适量的盐调味。
6. 所有材料炒匀后，出锅装盘即可食用。

功效

牛肉富含高质量蛋白质和必需氨基酸，有助于增强体力和提高免疫力。番茄含有丰富的维生素C和番茄红素，具有很好的抗氧化作用，能够促进消化和预防多种疾病。洋葱和大蒜则具有消炎杀菌的作用，能够帮助改善肠胃功能。整道菜肴不仅味道鲜美，还有助于健脾养胃，适合全家老少食用。

冬至　预防疾病 强身健骨　从四防开始

冬至，至者极也。这一天是北半球全年中白天最短、黑夜最长。随着冬至的到来，各地气候都进入一个较为寒冷的阶段，也就是人们常说的“进九”。因此，在冬至前后的几天里，我们一定要特别注意养护自己的身体。因为此时气机转换非常剧烈，正气不足的人容易在这个时期生病；已经患病的人或是患有慢性病的朋友，在这段时间内病情也可能加重。

对于小朋友来说，在冬至时节更应格外小心，主要可以从四个方面着手：一是防寒保暖。由于天气变得异常寒冷，家长应该为孩子准

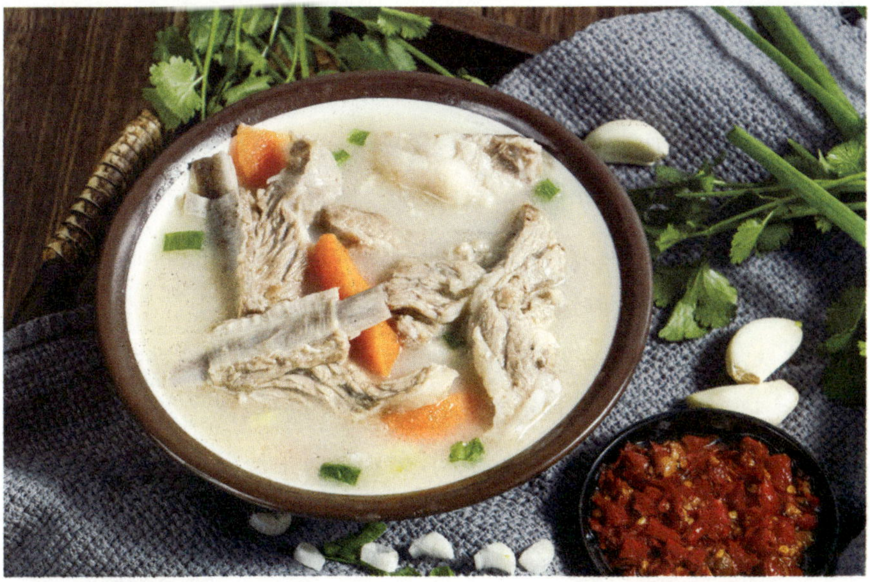

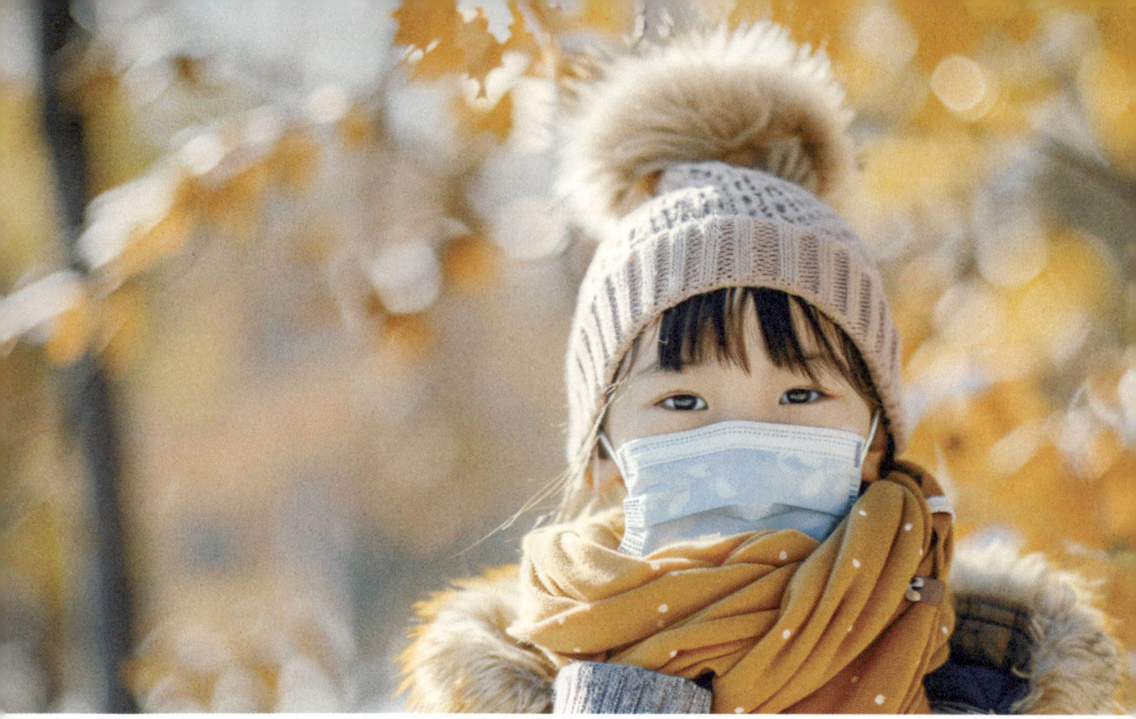

备足够的衣物，尤其是早晚温差较大时，要适时增减衣物，避免着凉感冒。二是防止干燥。冬季空气湿度低，容易导致皮肤干裂及呼吸道不适等问题。可以通过使用加湿器或放置一盆水来增加室内湿度，并且鼓励孩子多喝水以保持体内水分平衡。三是注意饮食健康，预防积食。节日期间往往会有许多美食诱惑，这不仅会加重肠胃负担，还可能导致消化不良等问题。因此，建议合理安排膳食结构，多吃蔬菜水果等易消化的食物，少吃零食和高糖食品。四是加强个人卫生习惯，做好流感防护工作。学校是人员密集场所之一，很容易成为疾病传播的温床。教育孩子们勤洗手、戴口罩（特别是在公共场所），尽量减少前往人群密集的地方活动，从而有效降低感染风险。通过这些措施，可以帮助儿童更好地度过这个特殊而又重要的季节。

当然，在这个时节，家长们可以鼓励孩子在中午阳光充足的时候外出活动，比如跑步、玩耍等。这样做不仅能够增强孩子的阳气，还能有效增强他们的抵抗力。因为冬至时节中午时段的阳光较为温和，不会对孩子的皮肤造成伤害，同时也有助于身体吸收更多的自然能量。

此外，室内环境同样重要。家长应确保家中经常开窗通风，保持空气流通，减少细菌和病毒滋生的机会。同时，做好家庭卫生工作也非常关键，定期清洁消毒常接触的物品表面，如门把手、桌面等，以降低感染风险。

根据中医理论，从冬至开始的45天是一年中最为重要的养肾时期。肾脏被认为是人体精气神的根本所在，因此在这段时间内对肾脏进行适当调养对于维护整体健康至关重要。建议采取一些温和的方法来滋养肾脏，而不是通过大量食用高热量或过于滋补的食物来进行所谓的“大补”。

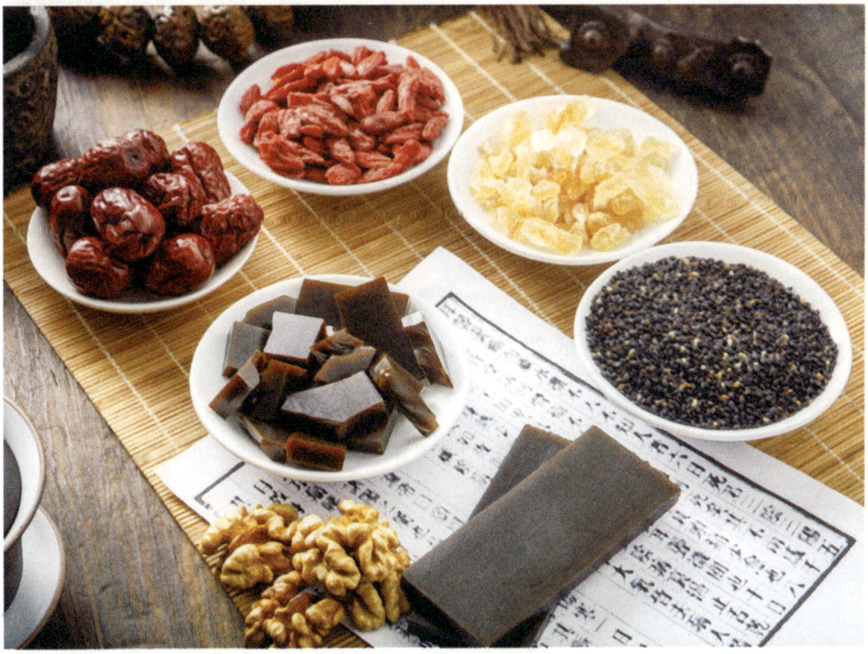

健脾养胃食疗方

芋头乌鱼

【原料】新鲜乌鱼1条（约500克），芋头300克，姜片3片，葱段少许，食用油、盐、白胡椒粉、香菜适量

【做法】

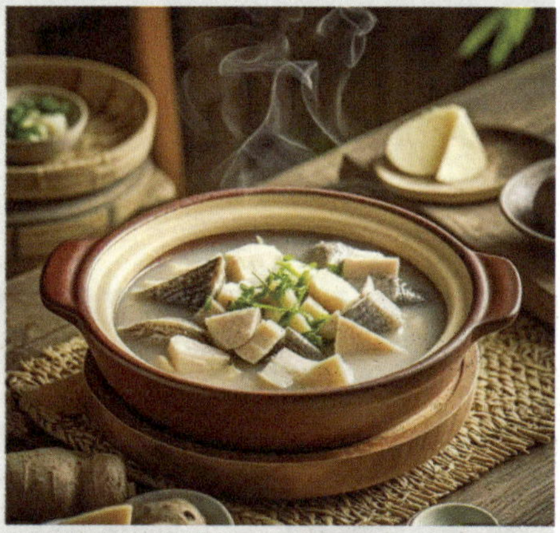

1. 将乌鱼宰杀清洗干净，切块备用；芋头去皮后切成大块。
2. 锅中加水烧开，放入乌鱼块快速焯水去腥，捞出沥干水分。
3. 另起锅加油烧热，下入姜片和葱段爆香。
4. 加入乌鱼块翻炒均匀，再倒入适量清水（没过所有食材），大火烧开后转小火慢炖。
5. 待乌鱼炖至七八成熟时，加入芋头继续同煮，其间可适当调味（如加盐或白胡椒粉）。
6. 直至芋头软烂且汤汁浓郁即可出锅，撒上香菜即可食用。

功效

芋头性平味甘，具有补中益气的作用；而乌鱼则富含优质蛋白质及多种微量元素，两者结合不仅能够提供丰富的营养支持，还能帮助改善肠胃功能，对于脾胃虚弱者尤为适宜。此外，这道菜肴还有助于提高人体免疫力，促进身体健康恢复。

山药鱼片

【原料】鱼肉 300 克（如鲈鱼或草鱼），山药 200 克，生姜 1 块（约 15 克），葱 1 根，料酒、盐、生抽、胡椒粉、淀粉、油各适量

【做法】

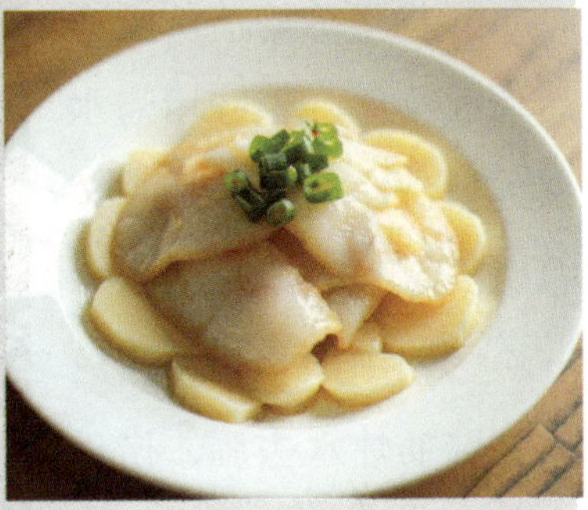

1 鱼肉洗净后切成薄片，用料酒、盐、生抽、胡椒粉和少量淀粉腌制 15 分钟。山药去皮切片，生姜切丝，葱切段备用。

2 锅中倒入适量油加热，放入姜丝爆香后捞出不用。接着将腌好的鱼片轻轻滑入锅中，快速翻炒至变色后盛出备用。

3 同一锅内加入适量清水烧开，加入山药片焯水 2 分钟捞出沥干水分。

4 另起锅热油，先下入葱段炒香，再加入处理好的山药与鱼片一同翻炒均匀。根据个人口味调整盐量，并可适当添加少许清水帮助食材更好地融合味道。

5 待所有材料充分混合且汤汁略微收浓时即可关火，撒上葱花点缀后出锅享用。

功效

山药具有很好的健脾作用，对于脾胃虚弱的人来说是非常好的食疗选择；而鱼类富含优质蛋白质，易于消化吸收，两者结合不仅美味还能有效促进消化系统健康。对于病后体虚或者需要快速恢复体力的人群而言，这样一道营养丰富但又相对清淡的食物是非常合适的选择。

牛膝蹄筋

【原料】猪蹄筋 500 克，牛膝（中药材）30 克，生姜 1 块，葱 2 根，料酒、盐、鸡精各适量

【做法】

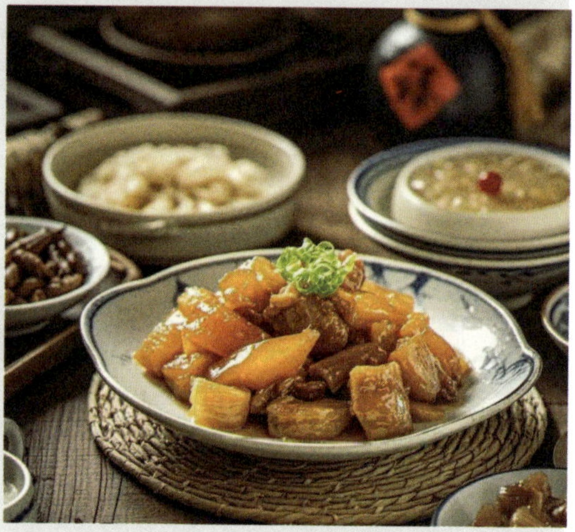

1 将猪蹄筋清洗干净后切成小段，牛膝用清水浸泡后洗净，生姜切片，葱切段备用。

2 锅中加水烧开，放入猪蹄筋焯水去腥，捞出冲洗干净。

3 锅中加入适量清水，放入猪蹄筋、牛膝、生姜片和葱段，加入料酒，大火烧开后转小火慢炖至猪蹄筋软烂。

4 待猪蹄筋炖至软烂，加入适量的盐和鸡精调味，继续炖煮几分钟让味道充分融合。

5 撇去表面的浮沫，捞出牛膝不要，只留下猪蹄筋和汤汁，即可出锅装盘。

功效

牛膝具有补肾强筋骨、活血通络的功效，而猪蹄筋富含胶原蛋白和弹性蛋白，有助于滋养肌肤、强健骨骼。此道菜肴适合脾胃虚弱的人群食用，能够有效改善身体状况，增强体质。

银耳罗汉果煲鸡汤

【原料】银耳 50 克、罗汉果 1 个、鸡 1 只（约 1000 克）、姜片 3 片、盐适量

【做法】

1. 银耳提前用冷水泡发，去掉根部硬的部分，撕成小块；罗汉果洗净，敲碎；鸡清洗干净，切成块状。
2. 锅中加入适量的水，放入鸡块和姜片，大火烧开后捞出鸡块冲洗干净。
3. 将处理好的鸡块、银耳和罗汉果放入炖锅中，加入适量清水，大火烧开后转小火慢炖 1 ~ 2 小时。
4. 根据个人口味加入适量的盐调味即可。

功效

银耳具有滋阴润肺、养胃生津的功效；罗汉果能清热解毒、润肠通便；鸡肉则能补中益气、健脾胃。这道汤品适合脾胃虚弱、消化不良的人群食用，有助于改善肠胃功能，增强体质。

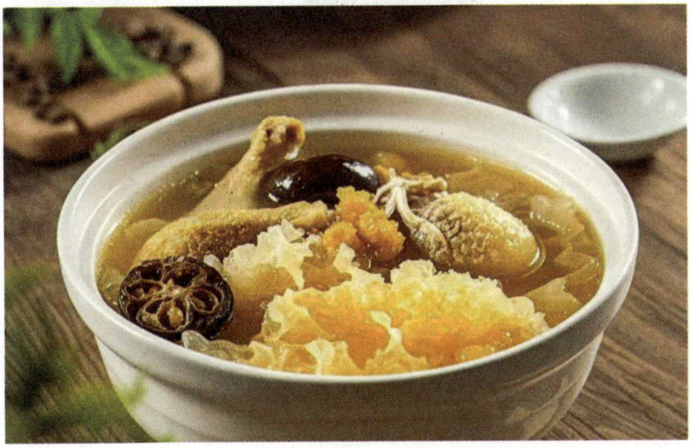

小寒　注意保暖，头部与腹部

冬至之后，随着冷空气频繁南下，气温持续降低，温度在一年的小寒、大寒之际降到最低。民谚有云：“小寒时处二三九，天寒地冻冷到抖。”这句俗语生动地描绘了小寒时节的寒冷景象。

《黄帝内经》里提到，头是诸阳之会。在人体的十二条经脉中，手和脚的三阳经最终都会汇聚于头部。

如果忽视了对头部寒气的防护，就可能导致体内阳气流失，进而引发一系列不适。例如，当寒冷的空气侵入人体时，人们会感到身体发冷，甚至出现感冒、头痛、咳嗽等症状。这些看似普通的小毛病，其实都是因为阳气不足所导致的。因此，保护好头部免受寒气侵袭，对于维护身体健康至关重要。

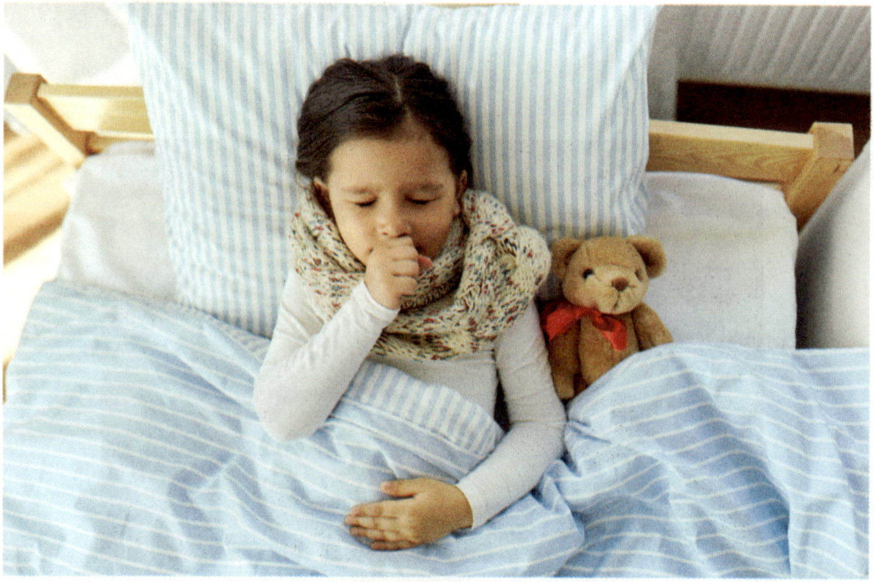

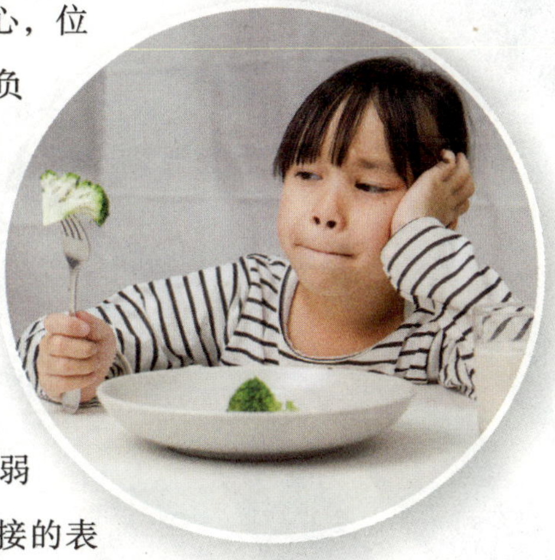

脾胃作为人体消化系统的核心，位于腹部的“中焦”位置，它不仅负责食物的消化吸收，还影响着全身的能量供应与气血运行。因此，做好腹部保暖工作就相当于保护脾胃。如果忽视了这一点，寒气便容易趁机侵入体内，首当其冲的就是脾和胃这两个脆弱器官。一旦它们受到伤害，最直接的表现就是腹泻、食欲不振以及消化不良等问题，进而导致整个人精神萎靡不振，甚至影响到日常生活及学习效率。

为了有效保护我们的腹部免受寒冷侵袭，日常生活中可以采取一些简单而实用的方法。首先，在穿着上应选择那些能够保持体温且透气性好的贴身衣物，比如棉质或羊毛材料制成的内衣裤等，这样既能锁住身体产生的热量，又能促进血液循环。同时，晚上睡觉时也要特别注意不要让腹部暴露在外，可以使用毛毯或者电热毯来增加温暖度，避免因夜间气温下降而着凉。

除此之外，背部同样需要得到足够的重视。中医理论认为，脾俞穴与胃俞穴是调节脾胃功能的重要穴位，均位于脊柱两侧。当外界温度过低时，这些敏感部位很容易遭受冷风刺激，从而引起相应器官功能紊乱。为此，在晴朗的日子里，家长如果有时间不妨和孩子多出去走走晒太阳，让阳光直接照射到背上；或者在家中穿上一件轻便的小背心也能起到很好的防护作用。通过这种方式，不仅可以增强自身免疫力，还能达到同时照顾到前后两面的效果，使整个躯干部位都处于一个相对舒适安全的状态。

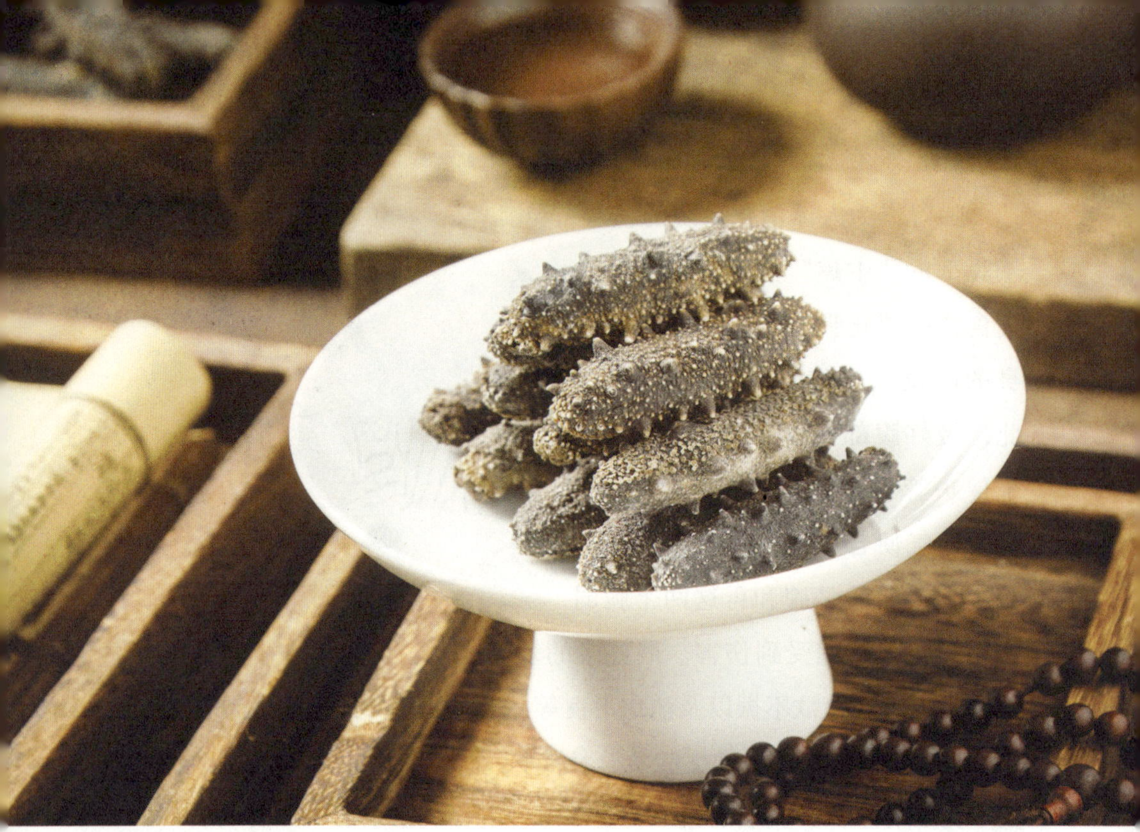

中医认为，此时应以温补阳气为主，同时注意滋阴润燥，避免过度食用辛辣食物，以免汗出过多而泄阳。民间有“三九补一冬，来年无病痛”的说法，强调了冬季进补的重要性。为了达到最佳的补充效果，我们可以给孩子多吃些黑色的食物，比如黑米、黑豆、黑芝麻、黑木耳、乌骨鸡、紫菜、海参等。此外，小寒因处隆冬，土气旺，肾气弱，因此在饮食方面宜减甘增咸，以平衡体内的阴阳五行。

除了黑色食物外，还可以多吃一些地下长的食物，如花生、山药、土豆、红薯等。这些食物得土气，有助于收敛火气，防止火气上浮。它们富含丰富的营养成分，能够为孩子的身体提供所需的能量和养分，增强抵抗力，抵御寒冷。

健脾养胃食疗方

红薯三宝粥

【原料】红薯 200 克、大米 100 克、小米 50 克、水适量（800 毫升）、盐或糖适量

【做法】

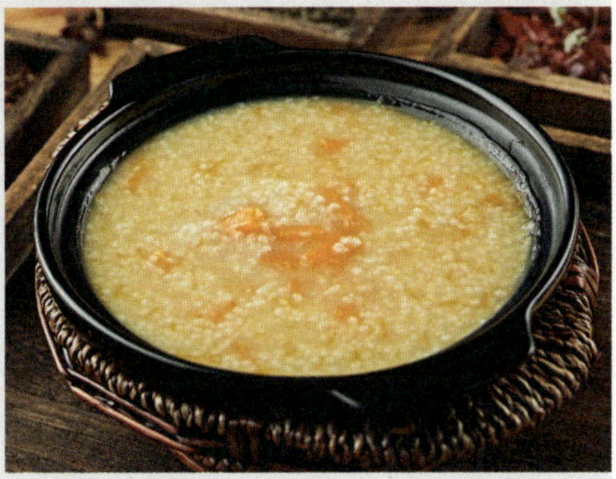

1. 将红薯去皮后切成小块，大米和小米分别清洗干净。
2. 将清洗好的大米和小米放入锅中，加入足够的水，大火烧开后转小火慢炖。
3. 当米粒开始变得透明时，加入切好的红薯块，继续小火慢炖至红薯熟软，粥体浓稠即可。
4. 根据个人口味可以加入适量的盐或者糖进行调味。
5. 将煮好的红薯三宝粥盛出，稍微冷却后即可食用。

功效

红薯富含膳食纤维，有助于改善肠道环境，促进消化；大米和小米都是易于消化吸收的谷物，能够提供稳定的能量来源，适合脾胃虚弱的人群食用。红薯含有丰富的维生素 A、C 和钾等矿物质，而大米和小米则提供了必需的碳水化合物和其他微量元素，共同帮助提高身体免疫力。

胡萝卜鸡蛋饼

【原料】面粉 200 克、鸡蛋 2 个、胡萝卜 1 根、水适量（150 毫升）、葱花少许、盐适量

【做法】

1. 将胡萝卜洗净去皮，擦成细丝；鸡蛋打入碗中搅拌均匀。
2. 在一个大碗中放入面粉，加入少许盐，慢慢倒入水，一边倒一边用筷子搅拌，直到面粉形成絮状。然后用手揉成光滑的面团，盖上湿布或保鲜膜静置 30 分钟。
3. 将擦好的胡萝卜丝与葱花混合，加入适量的盐调味，再倒入搅拌好的蛋液，充分搅拌均匀。
4. 将醒好的面团分成大小均匀的小剂子，每个约 30 克。
5. 取一个小剂子，擀成薄饼状，放入适量的胡萝卜鸡蛋馅料，将边缘捏紧封口。
6. 平底锅预热后，不放油，直接将包好的饼放入锅中，小火煎至一面金黄后翻面，另一面也煎至金黄出锅。
7. 胡萝卜鸡蛋饼可以直接食用，也可以搭配其他蔬菜或酱料一起食用。

功效

胡萝卜含有丰富的 β－胡萝卜素和膳食纤维，有助于促进消化和吸收，对肠胃功能有好处。鸡蛋富含优质蛋白质和多种维生素，能够提供身体所需的营养，增强体质。此外，这道菜色香味俱全，适合各个年龄段的人食用。

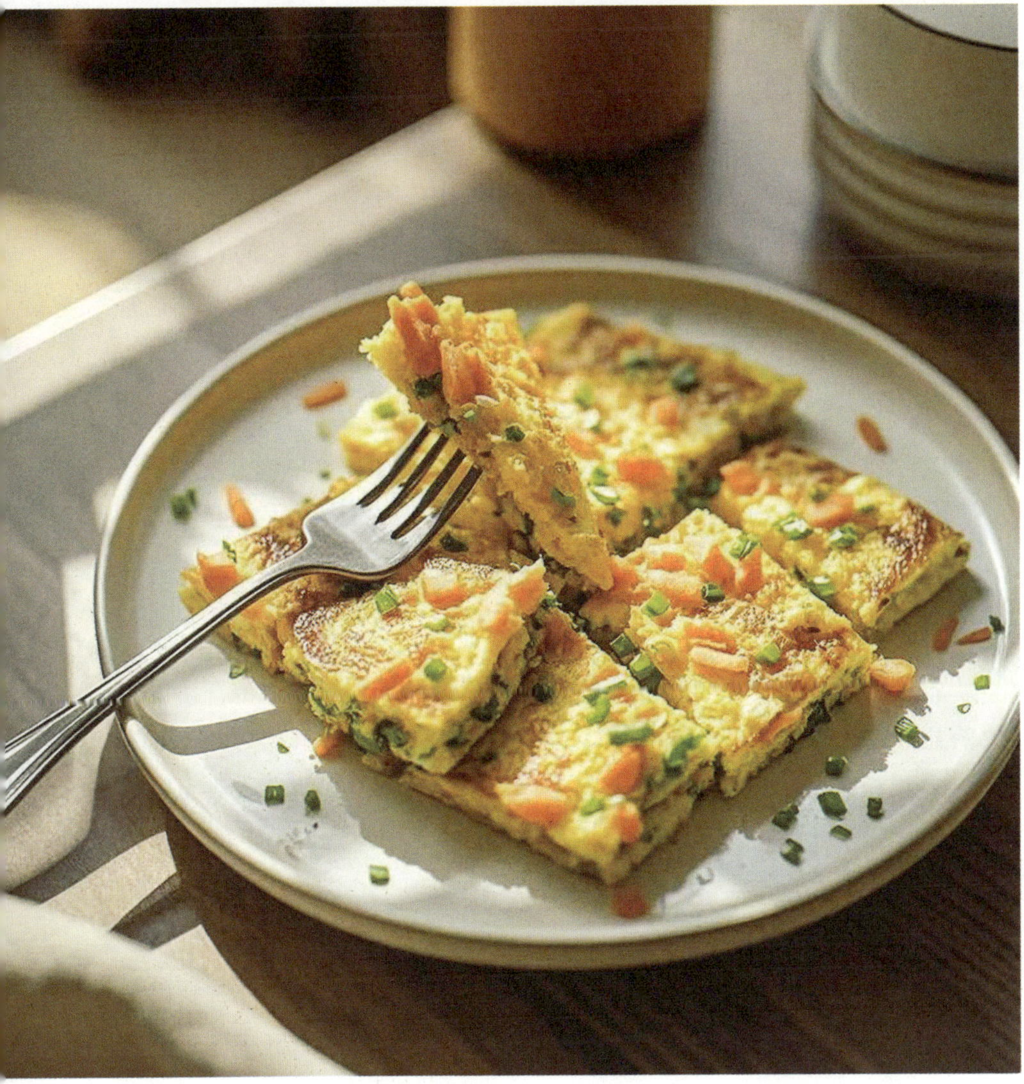

胡桃仁饼

【原料】面粉 500 克、水适量（250 毫升）、胡桃仁 100 克、糖 50 克、鸡蛋 1 个、牛奶适量、黄油 30 克

【做法】

1 将胡桃仁烤香后切碎备用；黄油融化备用。

2 在一个大碗中，将面粉、糖、鸡蛋、牛奶和融化的黄油混合均匀，慢慢倒入水，一边倒一边用筷子搅拌，直到形成絮状。然后加入切碎的胡桃仁，用手揉成光滑的面团，盖上湿布或保鲜膜静置 30 分钟。

3 将醒好的面团分成大小均匀的小剂子，每个约 30 克。

4 取一个小剂子，用擀面杖擀成薄饼状，尽量擀得薄一些。

5 平底锅预热后，不放油，直接将擀好的薄饼放入锅中，小火烙至一面微黄后翻面，另一面也烙至微黄出锅。

6 为了让胡桃仁饼更加柔软，可以将烙好的胡桃仁饼放在蒸笼里蒸几分钟。

7 胡桃仁饼可以搭配各种蔬菜、肉类等食材一起卷食，常见的有京酱肉丝、炒豆芽、炒韭菜等。

功效

胡桃仁饼主要由面粉制成，富含碳水化合物，是人体主要的能量来源之一。促进消化，胡桃仁饼中的膳食纤维有助于促进肠道蠕动，改善消化功能。搭配不同的蔬菜和肉类食用，可以补充多种维生素和矿物质，增强身体免疫力。此外，胡桃仁还含有丰富的不饱和脂肪酸和抗氧化物质，对心血管健康有益。

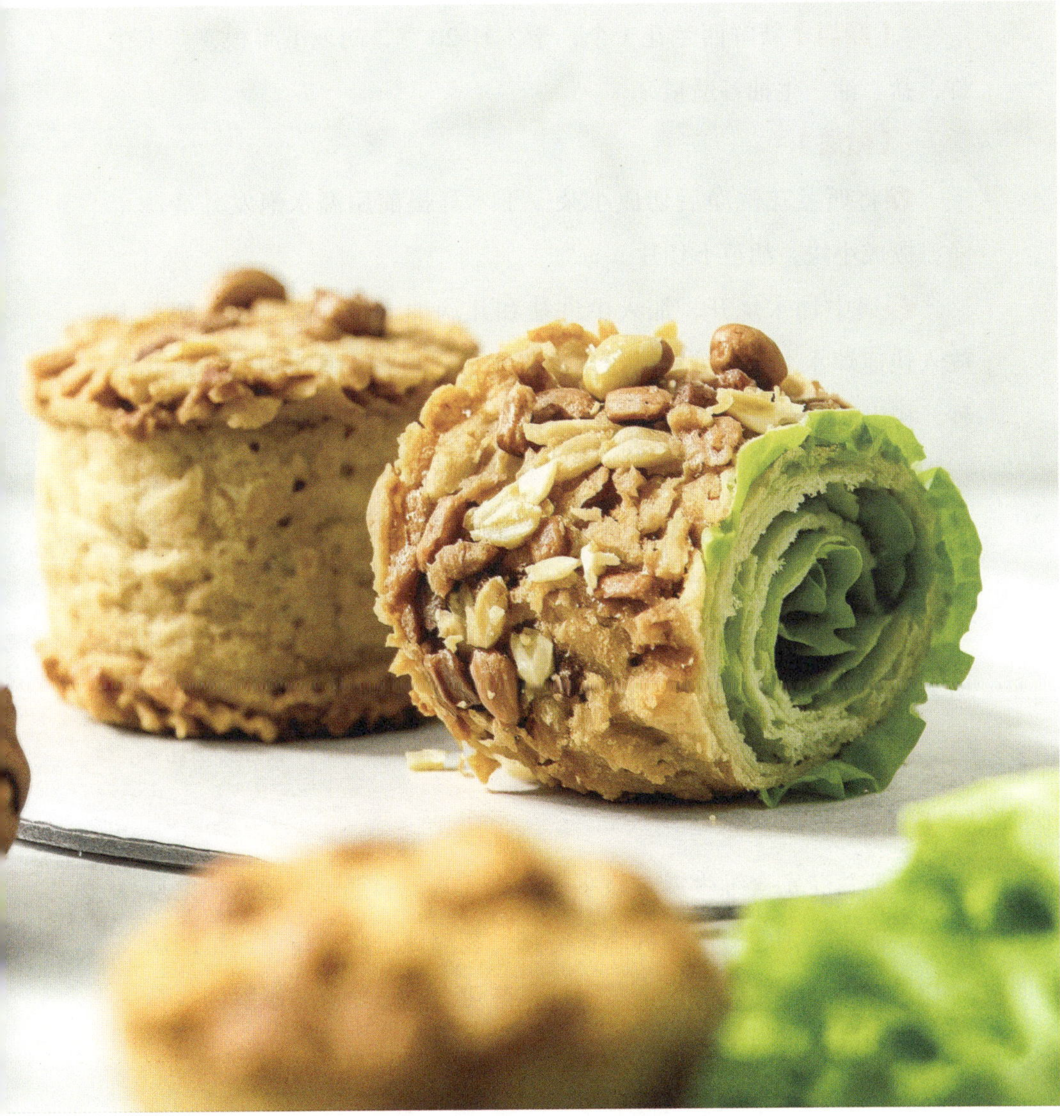

西兰花炒木耳

【原料】新鲜西兰花1个，干木耳20克，胡萝卜半根，蒜末少许，盐、油、生抽各适量

【做法】

1. 将西兰花洗净后切成小朵，干木耳提前用温水泡发并清洗干净，撕成小块，胡萝卜切片。
2. 锅中加水烧开，加入少许盐和几滴油，先将西兰花、胡萝卜放入快速焯水1～2分钟，捞出沥干水分；再将木耳也放入焯水几十秒，捞出沥干水分。
3. 炒锅加热后倒入适量的食用油，待油温升高后加入蒜末爆香。
4. 先下入西兰花、胡萝卜快速翻炒几下，然后加入木耳继续翻炒均匀。
5. 根据个人口味加入适量的盐和生抽进行调味，快速翻炒使味道均匀分布。
6. 最后尝一下味道是否合适，确认无误后即可关火装盘享用。

功效

西兰花富含维生素C及多种微量元素，有助于增强人体免疫力；而木耳则含有丰富的膳食纤维，能够促进肠胃蠕动，帮助消化系统更好地工作。这道菜不仅美味可口，还能有效缓解因饮食不当引起的胃部不适等问题。

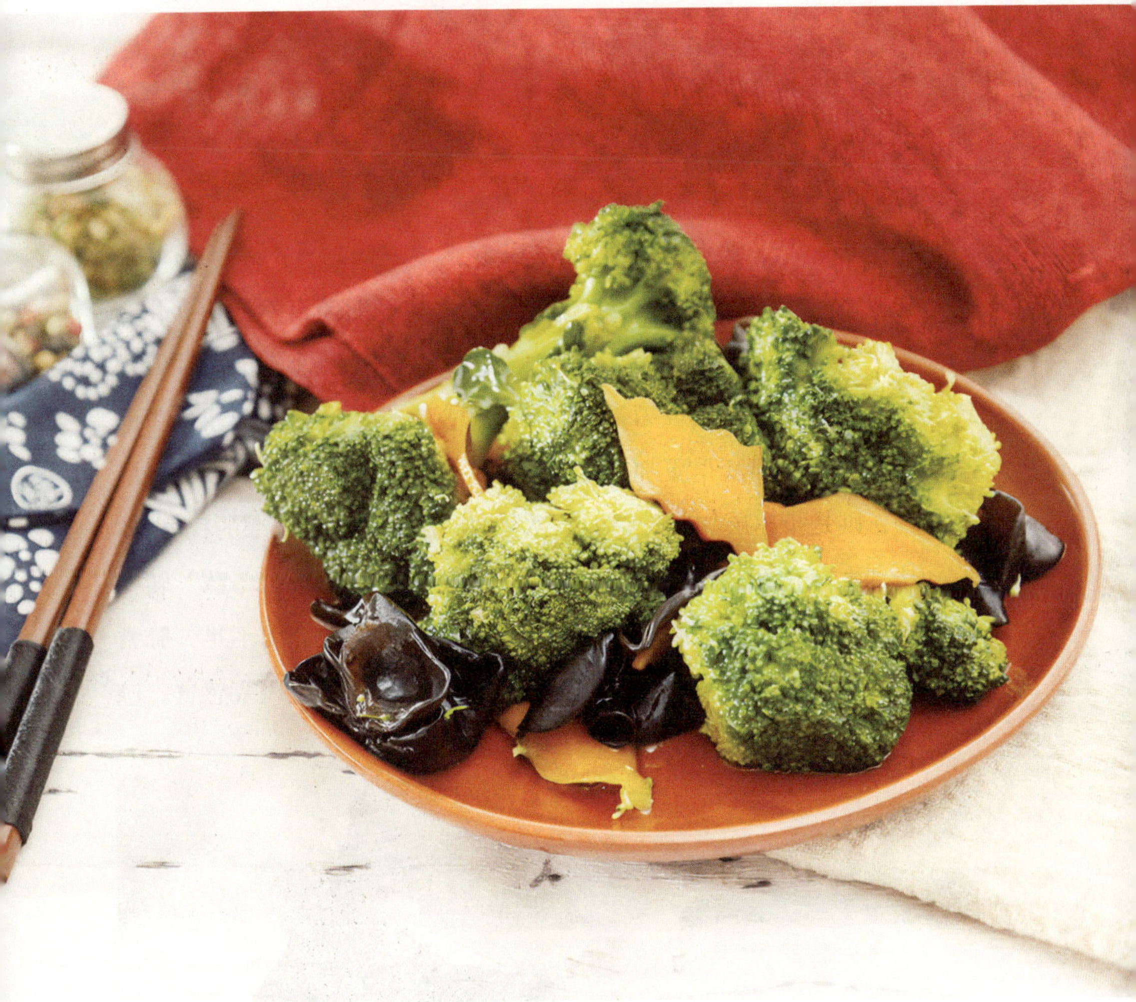

大寒　怎样帮助孩子做好过渡期保健

大寒，作为二十四节气中的最后一个节气，标志着一年中最寒冷时期的到来。大寒一过，便迎来新的轮回，正所谓冬去春来，万物复苏，大地即将迎来新一轮的生机与活力。

在中国古代，人们将大寒分为三候："一候鸡乳；二候征鸟厉疾；三候水泽腹坚。"这三候生动地描绘了大寒时节自然界的变化。第一候"鸡乳"，意味着天气虽冷，但已到了可以孵小鸡的时候，象征着生命的开始和延续。第二候"征鸟厉疾"，描述的是鹰隼之类的猛禽因天气寒冷而变得更加凶猛和敏捷，以捕食为生。第三候"水泽腹坚"，则是指冰层加厚，湖面结冰坚实，反映出此时严寒的程度。

从"大寒"到"立春"这段时间，天地之气逐渐由"冬藏"转变为"春生"。孩子属纯阳之体，阳气虽旺却稚嫩，且脾常不足，肺常虚，卫外功能弱，易被寒邪所伤，因此，这个节气也是风寒感冒、咳

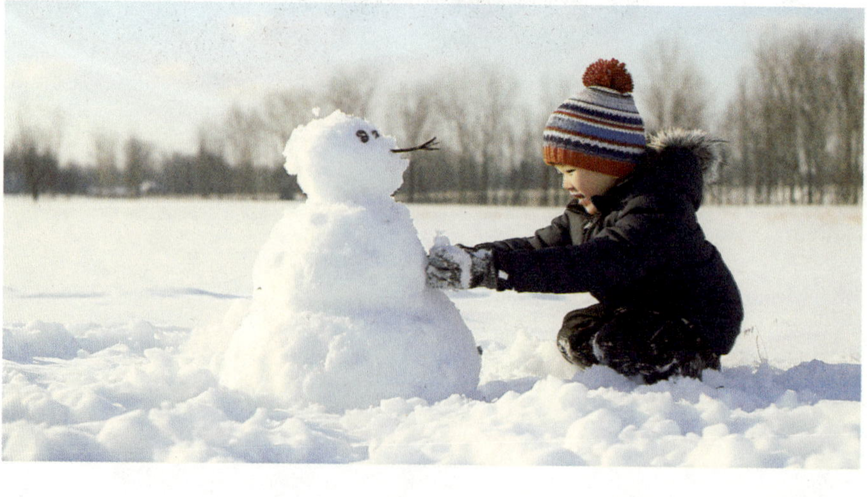

嗽等疾病的高发之期。为了确保孩子们能够顺利度过这一过渡期，做好保健工作尤为重要。家长应注意给孩子增添衣物，保证室内温暖，避免受凉；同时，合理安排饮食，增强孩子的体质，提高免疫力。此外，适当的户外活动也有助于促进新陈代谢，增强体质。通过这些措施，可以帮助孩子更好地适应季节变化，迎接春天的到来。

“大寒小寒，人马不安”这句古谚语，是古人通过长期观察和生活实践总结出的宝贵经验。它揭示了自然界中天气变化的规律与人们日常生活之间的密切联系。在传统农历中，大寒通常被视为冬季最寒冷的时期，如果这个时间段内气温异常偏高，则预示着未来一段时间内可能会出现极端或不稳定的气候。这种反常现象不仅影响农作物生长周期，还可能导致人畜疾病频发，给农业生产带来不利影响。

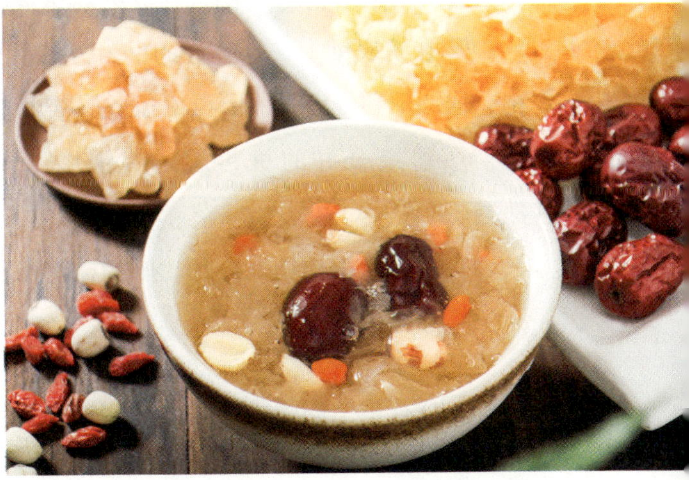

在寒冷干燥的冬季以及从冬天向春天过渡的时期，孩子们的身体容易受到天气变化的影响，出现阴虚火旺、脾虚等问题。为了帮助孩子们滋阴健脾，我们可以采用一些特定的推拿手法。首先，通过轻柔地按摩孩子的足三里穴和中脘穴，可以有效促进脾胃功能的恢复与增强，从而达到健脾的目的。其次，针对滋阴方面，则可以选择揉按太溪穴及涌泉穴等穴位，这些穴位对于补充体内水分、缓解因干燥引起的不适有着良好效果。此外，在春季来临之际，人们往往情绪波动较大，此时适当进行头部按摩，如轻拍百会穴或用指尖按压太阳穴周围区域，有助于平复心情、减轻烦躁感，进而达到益气安神的效果。

健脾养胃食疗方

八宝饭

【原料】糯米 300 克、红豆沙 100 克、莲子 50 克、枸杞 20 克、桂圆干 20 克、红枣 10 颗

【做法】

1. 将糯米提前浸泡 4 小时以上，莲子去芯，枸杞和桂圆干洗净备用。
2. 将泡好的糯米放入锅中，加入适量的水，大火煮沸后转小火煮至糯米熟透，捞出沥干水分。
3. 将红豆沙分成小团，揉成圆球状备用。
4. 在碗底铺上一层煮好的糯米，然后依次放入豆沙球、莲子、枸杞、桂圆干和红枣，最后再覆盖一层糯米。
5. 将组合好的材料放入蒸锅中，大火蒸 30 分钟至所有材料熟透。
6. 蒸好后取出稍微冷却，倒扣在盘子上即可食用。

功效

八宝饭中的糯米富含碳水化合物，是人体主要的能量来源。八宝饭中的膳食纤维有助于促进肠道蠕动，改善消化功能。补充营养，搭配不同的豆类和干果食用，可以补充多种维生素和矿物质，提高身体免疫力。

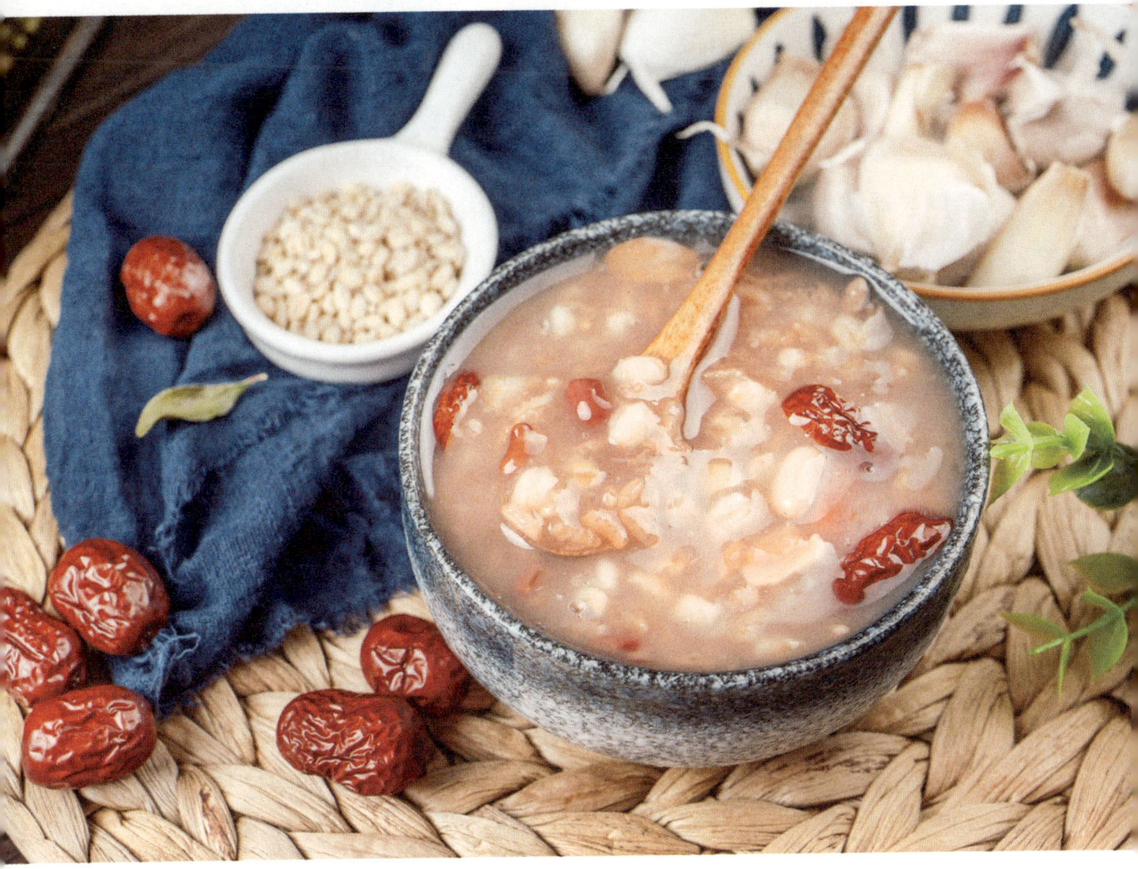

白胡椒煲猪肚汤

【原料】猪肚 500 克、白胡椒粒 15 克、生姜 3 片、葱 2 根、芹菜 1 根、料酒少许、盐、面粉适量

【做法】

1. 将猪肚清洗干净，去除内外的杂质和异味，可以用盐和面粉搓洗，再用清水冲洗干净。
2. 锅中加水烧开，放入猪肚，加入几片姜和少许料酒，大火煮开后撇去浮沫，煮约 5 分钟后捞出，用冷水冲洗干净。
3. 另起一锅，加入适量清水，放入处理好的猪肚、白胡椒粒、生姜片和葱段，大火烧开后转小火慢炖。
4. 炖至猪肚熟透，汤汁浓郁时，根据个人口味加盐调味，继续煮几分钟让味道充分融合。
5. 最后撒上葱花提香，即可关火出锅。

功效

白胡椒具有很好的温中散寒作用，适合胃寒引起的胃痛、腹痛等症状。健脾胃，猪肚富含蛋白质和多种微量元素，能够强健脾胃，改善消化功能。促进食欲，此汤味道鲜美，能刺激味蕾，增进食欲。

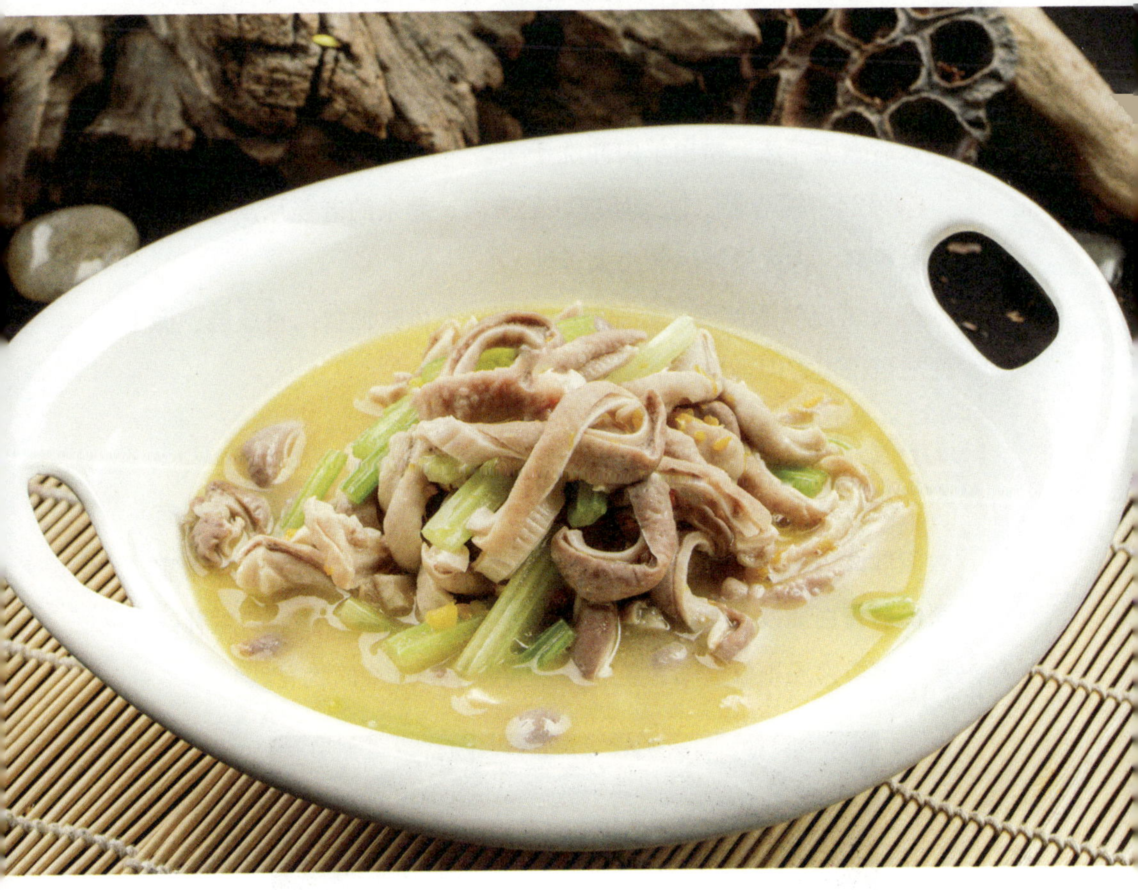

姜羊肉汤

【原料】羊肉500克，老姜1块（50克），葱2根，料酒、盐、胡椒粉、枸杞各适量

【做法】

1. 将羊肉清洗干净，切成适当大小的块；老姜洗净切片；葱洗净切段。
2. 锅中加水烧开，放入羊肉块和几片姜、枸杞以及少许料酒，大火煮开后撇去浮沫，捞出羊肉冲洗干净。
3. 另起一锅清水，放入处理好的羊肉、剩余的老姜片及葱段，加入适量料酒，大火煮沸后转小火慢炖。
4. 待羊肉熟透且汤汁浓郁时，根据个人口味加盐调整咸淡，撒上少许胡椒粉提香即可出锅享用。

功效

生姜具有发汗解表的作用，而羊肉性温热，两者结合能够有效驱散体内寒气，适合冬季食用以抵御寒冷。补虚强身，羊肉富含优质蛋白质及多种微量元素，对于身体虚弱者有很好的滋补效果。姜羊肉汤不仅能暖身还能帮助改善手脚冰冷的状况。

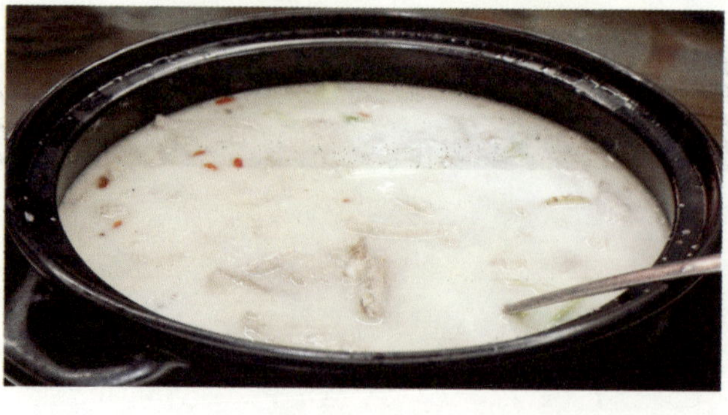